불편한 증상 대처법·파킨슨병 치료의 최신지견

파킨슨병
완치로 가는 길

박병준 지음

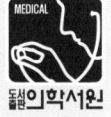

| 머리말 |

히포크라테스(Hippocrates)는 기원전 460년 소아시아 서쪽 코스(Cos)섬에서 태어났다. 이 작은 사건은 인류에 커다란 계기가 된다. 의학의 역사를 의학의 아버지인 히포크라테스 이전과 이후로 나뉘게 되는 그의 혁명적 선언 때문이다. 히포크라테스 이전에는 질병을 신의 재앙으로 보았다. 부정확한 미신, 강령술, 기도, 신비주의, 마법 등이 치료법의 대부분이었다. 그러나 히포크라테스는 "모든 질병에는 가능한 치료법이 있다." 유병즉 유법(有病則 有法)이라는 신념을 근거로 하고 있었다. 문제가 된 신체의 기능을 체계적으로 관찰하고 이에 근거하여 치료해야 한다는 것이 의사들의 기본적인 의무라고 선언하며 의사들의 윤리적 신념을 주창하고 의학의 기본 틀을 형성하였다. 또한 그의 저서 「유행병(Epidemics)」에서 "자연적 치유를 돕는 것, 아니면 적어도 해를 끼치지 않는 것" 이라는 아주 중요한 원칙을 후세에 전하고 있다. 현재 우리의 의학은 2500년 전과 비교하여 어떤가를 자성(自省)해 보아야 할 것이다.

그로부터 약 2400년이 지난 1944년 11월 29일, 청색증으로 사경을 헤매던 4.3 킬로그램의 아이가 새로운 심장을 얻게 된다. 집도의는 놀랍게도 여의사인 헬렌 타우시그(Helen Taussig)와 윌리엄 롱마이어(William Longmire), 덴턴 쿨리(Denton Cooley)였다. 19세기까지 미국은 의학의 변방이자 후진국이었다. 르네 라에네크(Rene Laennec)의 청진기, 윌리엄 모튼(William Morton)의 전신마취, 루돌프 피르호(Rudolf Virchow)의 세포와 현미경, 조셉 리스터(Joseph Lister)의 소독 수술 등은 모두 독일과 유럽의 의학이었다. 그러나 미국 의과대학의 후진성에 대한 에이브러햄 플렉스너(Abraham Flexner)의 비판과 개선연구, 1893년 존스홉킨스 의과대학의 개교는 의학의 흐름을 미국 쪽으로 돌려놓게 된다. 당시 하버드의

과대학은 여학생을 받지 않았다. 하지만 헬렌은 조건부로 하버드에 입학하여 조직학을, 보스턴의대에서 심장해부학을 공부하여 존스홉킨스 심장연구소에 들어갈 수 있게 된다. 이러한 사회적 상황, 경제적 지원, 여성차별에 대한 반기기조 등이 불가능한 '블루베이비 수술'을 가능하게 만든 것이다.

정복 불가능하다 여겨지던 '블루베이비 수술'처럼 이제 파킨슨병 완치에 대한 긍정적인 흐름들이 형성되고 있다. 저자는 이 책에서 파킨슨병의 개괄적인 부분을 파킨슨병 서론에서 다루었으며, 파킨슨병 환자들이 가장 힘들어 하는 증상에 대하여 일일이 대처방안을 제시하였으며, 향후 기대되는 새로운 치료법에 대하여 기술하였다. 또한 완치가 어려운 파킨슨병이라는 고정관념을 깨고 완치된 예와 근사완치된 예를 설명하였다. 불가능하다 생각되었던 심장수술도 헬렌타우시그가 그 문을 연 후, 지금은 전 세계에서 생명의 불씨를 살려주고 있다. 파킨슨병도 이러한 병들처럼 완치로 가는 길이 형성되고 있다.

발병초기라면, 그리고 병 뿌리 제거가 이루어지고 최적 치료를 병행한다면, 이미 완치된 환자들처럼, 파킨슨병도 완치가 가능한 하나의 질병일 뿐이다. 만약 2기 이상 진행된 환자라면 3, 4, 5장을 활용하여 최대한 현 상태를 유지하면서 더 진보된 신기술을 기다려야 한다.

언젠가는 '파킨슨병 완치로 가는 길'이 더 넓게 열릴 것이다.

Content

파킨슨병 서론

파킨슨병 본론

1장 파킨슨병은 어떤 병인가요?
1-1 파킨슨병은 내부진전부터 시작된다. ………………………… 14
1-2 한 쪽의 증상이 점차 양쪽에서 나타난다. …………………… 16
1-3 보행이 불편하고 균형 잡기가 힘들어진다. ………………… 18
1-4 파킨슨병은 5단계로 진행된다. ………………………………… 20
1-5 아직 정확한 원인을 모른다. …………………………………… 22
1-6 예후가 전혀 다른 비슷한 병이 있다. ………………………… 24

2장 파킨슨병은 어떻게 치료해야 하나요?
2-1 증상을 완화할 수 있는 약물요법이 있다. …………………… 34
2-2 약물치료에도 순서와 원칙이 있다. …………………………… 35
2-3 약물에 대한 효능, 용량, 부작용이 조금씩 다르다. ………… 36
2-4 수술요법이 필요할 수도 있다. ………………………………… 39
2-5 대체의학도 적극 활용하자. ……………………………………… 40

3장 불편한 증상에 어떻게 대처해야 하나요?
3-1 괴로운 떨림증상 이렇게 하자. ………………………………… 46
3-2 발이 떨어지지 않아 괴롭다. …………………………………… 48
3-3 약효가 이전 같지 않다. ………………………………………… 49
3-4 느려지는 동작은 이렇게 대처하자. …………………………… 50
3-5 변비치료의 핵심은 식이섬유 …………………………………… 51
3-6 빈뇨와 긴급뇨, 야간 다뇨는 도구를 활용하자. ……………… 52

3-7 불면증이 시작되면 낮 졸음부터 극복하자. ················· 54
3-8 우울증이라 생각되면 밖으로 나가자. ··················· 56
3-9 참기 힘든 이상운동증, on-off 증상은 이해의 폭을 넓혀야 한다. ······ 57
3-10 부종에는 적극적으로 대처해야 한다. ···················· 58
3-11 파킨슨병 외의 다른 병이 파킨슨병을 악화시킨다. ············ 60
3-12 삼킴장애(연하장애)는 음식물의 점도를 조절하자. ············ 61
3-13 환시, 환청, 환각를 인정해주어야 한다. ··················· 62

4장 음식조절과 운동이 효과가 있을까요?

4-1 파킨슨병 원인의 원인 ····························· 66
4-2 내가 먹었던 것이 지금의 바로 나 ························ 68
4-3 올바른 걷기 운동 ································· 70
4-4 명상, 단전호흡의 효과 ····························· 73
4-5 파킨슨병에 효과적인 음식 ··························· 76

5장 어떻게 이겨낼 것인가?

5-1 나에게 가장 적합한 치료를 찾아보자. ···················· 80
5-2 진행을 느리게 하면서 신기술을 기다려야 한다. ·············· 81
5-3 기존 치료법 외 새로운 치료법들은 개발되고 있나요? ············ 82
5-4 몸을 맡겼으면 신뢰하자. ····························· 86
5-5 도움이 될 수 있는 다른 방법들 ························· 87

파킨슨병 종언 파킨슨병 완치로 가는 길 ··················· 103

용어해설 ··· 119

파킨슨병 서론

　파킨슨병은 뇌 신경계 질환 중 알츠하이머 치매와 더불어 현 인류가 가장 많이 앓고 있는 만성 퇴행성 뇌 질환이다. 뇌의 중간 부분인 중뇌 흑색질이라는 작은 영역의 비가역적인 변성, 퇴행에 의해 발병된다. 1817년 제임스 파킨슨(James parkinson)의 「진전마비에 대한 보고(Essay on the Shaking Palsy)」라는 첫 에세이 발표이후 200년이 지나고 있는 현재, 수 많은 치료기법들이 개발되어 환자들에게 도움을 주고 있으며, 그 원인과 기전에 대한 새로운 단서들이 발표되고 있다. 서론에서는 파킨슨병의 개략적인 원인, 대표적 증상, 평균 발병연령, 유병률, 진단 및 예후, 서양 의학적 치료와 한의학적 치료, 향후 치료 방향, 완치 가능성에 대하여 소개하고자 한다.

파킨슨병과 관련된 뇌 영역들은 어느 부위이고 증상발현의 원인은 무엇인가?
　인간의 행동은 외부에서 받아들인 감각, 정보가 감각신경과 척수를 통해 대뇌피질로 입력된다. 그 후 여기에 적합한 반응이 움직임의 형태로 반대의 경로를 통해 표현된다. 예를 들면 배가 고픈데 식탁에 놓인 사과를 눈과 코, 손의 감각을 통해 인지하는 입력과 사과를 포크로 사용하여 입으로 가져오게 되는 동작의 출력이 이루어지게 된다. 이 때 뇌의 겉껍질에서 척수에 이르는 신경통로를 추체로라 하며, 뇌 내부의 영역인 흑질, 선조체, 시상, 담창구를 추체외로라고 한다. 사과를 먹기 위해 포크를 얼마정도 들어 올리고, 어느 깊이로 찔러서 입으로 정확히 들어 올려 입안으로 넣게 하는 동작의 크기, 속도, 위치를 정확하게 알려주는 일련의 행동들은 바로 추체외로의 상호전달작용에 의해서 이루어진다. 그런데 만약 추체외로의 영역 중 흑질에서 생산하는 도파민 등 여러 신경전달물질이 부족하게 되면, 이러한 신호의 강약과 섬세조절이 잘 이루어지지 않아 떨리거나 동작이 느리게 되거나 하는 등의 문제가 발생하게 된다. 즉, 정상적인 동작들은 흑질의 도파민성 신경세포에서 도파민의 적적한 분비가 관건인 것이다.

→ 파킨슨병은 흑질의 비정상적 사멸, 변성과 관련되어 있다.
흑질이 최소 60%이상 사멸하였을 때 파킨슨병의 증상들이 나타나게 된다.

파킨슨병의 3대, 4대 증상
파킨슨병은 다음과 같은 특징적인 증상을 가지고 있다.

1. 안정 시 떨림
2. 동작의 느려짐
3. 사지 및 체간의 경직

3대 증상과 더불어

4. 자세의 불안정을 4대 증상이라 한다.

4대 증상과 함께 중기 이후 낙상, 치매, 자율신경장애 등이 나타나면서 진행이 된다. 다만 환자의 나이, 가지고 있는 다른 질환, 기타 환경에 따라 진행의 속도만 다를 뿐 모든 환자는 진행이 된다. 어느 환자는 10년 동안 초기상태에 머물러 있는 경우도 있으며, 반대로 7년이 안되어 극심한 상황까지 악화되기도 한다. 가장 말기인 와상에 누워있는 상태까지 15년 전 후의 시간이 보편적이지만 개인차는 반드시 존재한다.

파킨슨병의 평균발병 연령, 발병률은 어떠한가?

국내 파킨슨병 평균발병 연령은 58-62세이다. 50세 이전에 발병하는 경우는 10% 전후로 유전적 경향이 많다. 일반적으로 발병률과 유병률은 나이의 증가에 따라 증가한다. 65세 이상의 약 1~3%에서 발병하고 전국적으로 10~30만 명의 환자가 있는 것으로 추정하고 있다. 전 세계적으로 약 1000만 명 환자들이 고통을 받고 있다. 파킨슨병이 발병할 수 있는 일생동안의 확률은 1/40정도이니 암의 발병률에 비해서 무척 적은 수치다.

파킨슨병의 진단

파킨슨병의 진단은 3대증상과 도파민제제의 반응여부, 진행속도와 양상에 의거하여 임상진단한다. 진단의 보조적 지표를 위해 형광도파 양전자방출 단층 촬영술(PET), 단일광자방출 전산화 단층 촬영술(SPECT)등이 유용한 방법으로 제시되고 있다. 확진은 환자 사망 후 루이소체(Lewy body)의 구성체인 알파 시누클레인(alpha-synuclein) 단백질의 조직병리학적 검진에 의해 이루어진다.

예후

엘 도파(L-dopa)에 의한 약물치료로 증상의 완화는 어느 정도 이루어지지만 궁극적으로 진행이 된다. 처음 대부분의 환자들은 5년 전후 약물 복용으로 잘 지내게 된다. 그 후 5~10년 사이 약물의 부작용과 한계를 경험하게 되며, 자세 불균형, 보행장애가 발생하게 된다. 한 단계에서 그 다음 단계로 진행되는 과정이 평균 2.5년~3년 정도 걸린다. 최초 왼쪽에서 떨림과 다리 끌림이 있었다면 오른쪽에 증상이 같이 출현하는데 2.5~3년 걸린다는 의미이다. 그러나 파킨슨병 환자와 일반인 사이에 생존기대치에는 큰 차이가 없다. 삶의 질이 저하될 뿐이지, 생명을 유지하는 데에는 큰 문제가 없음을 의미한다. 1960년 도파민의 발견 이전에는 대부분의 환자들이 조기사망 하였음을 감안하면 큰 발전이 이루어진 것이다.

서양 의학적 치료와 한의학적 치료

현재 서양의학의 주 치료는 약물요법과 수술요법이다. 흑질의 사멸로 인해 부족해진 도파민의 보충, 리셉터의 기능을 도와주는 도파민효현제요법, 신경세포 내 도파민의 분해를 지연시키는 효소요법, 항바이러스제제의 투여 등이 주를 이루고 있다. 뇌심부자극술과 함께 최근에는 비침습적인 초음파와 MRI를 이용한 FUL (MRI-Guided Focal Ultrasound Lesion)기법이 수술적 요법으로 적용되고 있다. FUL기법은 뇌 심부에 전극을 삽입하는 침습적 방법에 비하여 안정성과 부작용 측면에서 합리적인 방안으로 제시되고 있으나, 자극 시간, 주파수의 종류, 유효율에 더 많은 연구가 필요하다.

아시아지역, 한국, 중국과 미주에서 한약과 침, 태극권, 한약과 양약의 동시 투여 등에 대한 근거적인 발표들이 지속되고 있다. 증상의 완화적 측면과 더불어 흑질 도파민성 신경세포에 대한 신경보호작용에 더 많은 비중을 두고 있다. 신경보호작용은 진행의 느림이나 완화에 주안점을 두고 있기 때문에 파킨슨병 환자들에게는 큰 희망이 될 수 있다.

향후 기대되는 의학적 치료

　가장 큰 희망은 질병 발생 전의 흑질 보존상태인 젊은 뇌로 돌아가는 것이다. 그러나 이러한 되돌림은 자연적 연령의 증가에 역행하는 것이며, 뇌의 나이가 젊은 상태로 돌아갔을 경우 현재의 몸과 장기 나이와의 조화에 문제가 발생될 수 있다. 줄기세포 이식 등의 수술요법은 윤리적 문제, 한자리 수 성공률에 해당하는 비효율적 문제 등이 극복해 나아갈 난제이다. 성장인자의 주입방법, 인공중뇌 이식법, 획기적인 신약 개발 등이 연구되고 있다. 획기적이고 보편적인 치료법이 나올 때까지 흑질의 상태를 최대 보존하면서, 현재의 몸과 마음 상태를 유지하려는 긍정적 마음가짐과 관리가 현재로서는 최선의 치료대책이다.

파킨슨병의 완치가 가능할까요?

　"유병즉 유법(有病則 有法)"이요, "의자는 의야(醫者 意也)"
　무릇 의학(醫學)하는 사람은 모든 질환의 넓이에 능통하면서도 깊이가 있어야 한다. 그래야 복잡한 질병간의 상호관계 속에서 핵심을 파악하게 된다. 그러면 자연스럽게 불치질환을 치료할 수 있으며, 이러한 지식과 지혜를 바탕으로 어떠한 질환이라도 가장 적합한 치료법을 제시할 수 있는 소신을 가지게 된다. 병 뿌리를 명확히 파악한 후, 환자, 의사, 보호자의 3정성을 바탕으로 자신에게 가장 적합한 치료법을 찾는다면, 파킨슨병도 완치하지 못할 이유가 없을 것이다.

01

1-1 파킨슨병은 내부진전부터 시작된다.
1-2 한 쪽의 증상이 점차 양쪽에서 나타난다.
1-3 보행이 불편하고 균형 잡기가 힘들어진다.
1-4 파킨슨병은 5단계로 진행된다.
1-5 아직 정확한 원인을 모른다.
1-6 예후가 전혀 다른 비슷한 병이 있다.

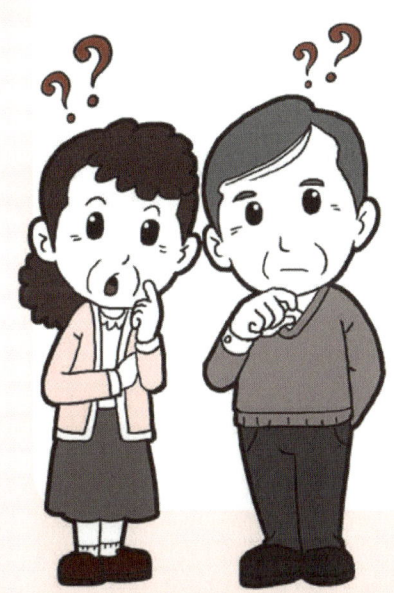

01 파킨슨병은 어떤 병인가요?

1-1 파킨슨병은 내부진전부터 시작된다.

일반적인 질환과 다르게 파킨슨병은 진행이 된 후 진단되는 경우가 많다. 여타의 질환에 비하여 환자 수가 많지 않은 이유와 초기부터 통증 등의 심한 불편함이 나타나지 않기 때문에 지나치는 경향이 많기 때문이다. 그러나 환자 본인은 미세한 내부적 진전이나 떨림을 느끼게 되며 시간이 지날수록 조금 더 확신을 가지게 된다. 내부진전과는 별개로 또 다른 유형의 동작의 느려짐이 나타난다. 그렇지만 세월의 흐름으로 생각하고 하루 자고나면 괜찮아지겠지 하고 무시하고 지내는 경우가 많다. 그러나 배우자나 동료의, 느린 동작에 대하여 지적 받거나, 본인 스스로 항상 그런 것은 아니지만 가끔 같은 동작을 하는데도 시간이 더 걸리는 것을 인지하기 시작한다. 특히 내부진전과 더불어 하지불안장애증후군이 나타나거나 악몽이 지속되면 반드시 전문 의료진의 진단을 받아보아야 한다.

◆ 모든 질환들이 그렇듯이 조기에 진단하고 치료하는 것이 예후에 긍정적으로 작용한다. 만약 이러한 증상들이 발견된다면 주위의 전문 의료진을 찾아가 보자. 운이 좋으면 파킨슨병이 아닐 수도 있다. 본태성 떨림이나 정상압수두증, 단순한 노화현상, 갑상선기능의 이상일 수도 있다. 파킨슨병환자에게 약물투여를 조기에 하는 것이 옳은가 그른가에 대한 견해는 아직 명확하지 않다. 매사추세츠 공대의 앤 그레이비엘(Ann Graybiel)은 뇌세포의 타이밍기전에 대하여 연구하고 있으며 아마도 적절한 치료시기에 대한 결과를 도출할 것으로 보인다. 항파킨슨제의 복용시기를 떠나 모든 환자들은 나타나는 증상에 대하여 불안해하며, 이러한 불안이 오히려 증상의 악화나 진행에 영향을 줄 수 있다. 예로부터 병은 자랑하고 했지 않은가?

파킨슨병은 어떤 병인가요?
1-1 파킨슨병은 내부진전부터 시작된다.

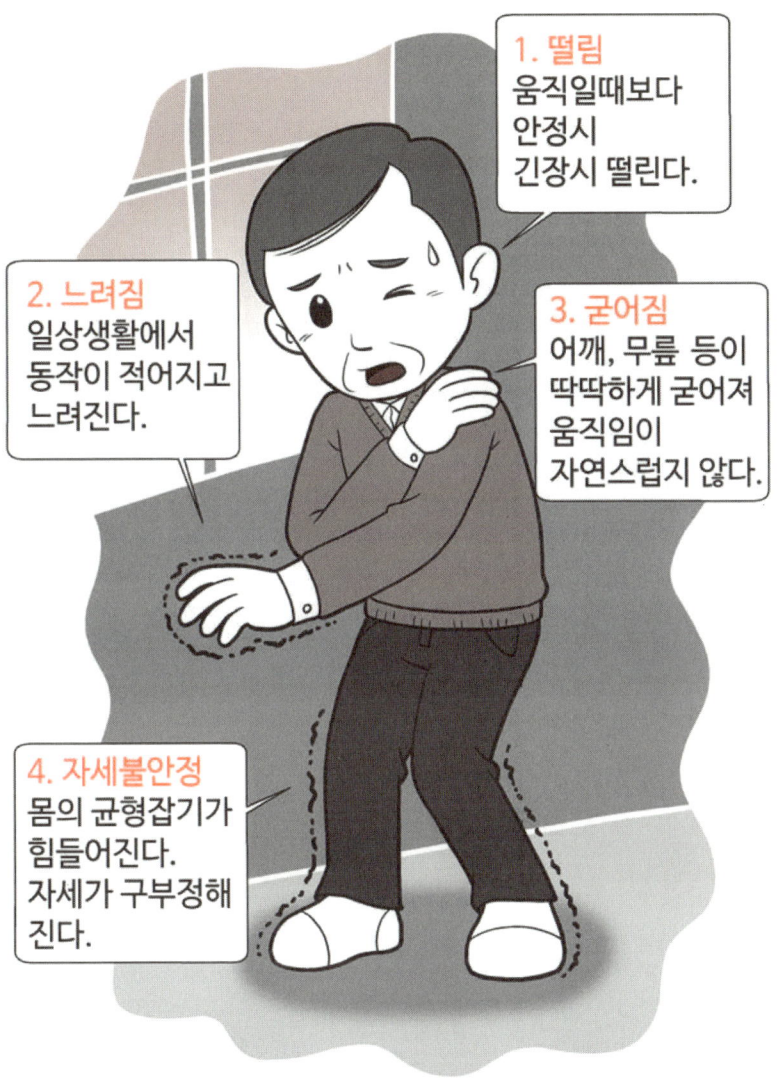

1-2 한 쪽의 증상이 점차 양쪽에서 나타난다.

파킨슨병의 증상은 몸의 왼쪽, 또는 오른쪽부터 나타난다. 아직까지 왜 몸의 한 쪽에서 비대칭적으로 증상이 나타나는지는 의문점이다. "왼손이 조금씩 떨리는 게 이상해서 병원에 가봤어요.", "세수를 하고 단추를 채우는데 너무 시간이 걸려서 놀랐어요.", "어느 날 걷는데 오른 다리가 조금씩 끌리는 것을 아내가 지적 하더군요.", "집중할 때 보다 그저 가만히 있거나 긴장할 때 오른손이 조금 떨려요" 저자가 초진 환자들에게 자주 듣는 말들이다. 그러나 어떤 환자들은 조금 더 진행되어 양측의 손, 발, 턱, 혀의 떨림 증상과 함께 오기도 하는데, 진행이 되면서 한 쪽에서 양쪽으로 진행이 된 상태인 것이다.

손발의 떨림, 움직임의 느려짐, 근육의 굳어짐을 3대증상이라 하며 자세의 불안정을 더하여 4대증상이라 한다. 특징적인 떨림은 파킨슨병 환자의 약 70%에서 나타난다.

떨림	· 일반 본태성 떨림보다 진동수가 적다. · 움직일 때보다 안정을 취할 때, 긴장을 할 때 더 나타난다. · 손, 발, 턱, 혀, 머리, 어깨 등의 부위에서 나타난다. 알약을 빚는 pilling rolling 특징적 형태가 일반적이다. 스트레스를 받을 때 더 증가하고 수면 중에는 사라진다.
느려짐	· 일상생활에서의 동작이 적어지고 느려진다. · 눈의 깜박임 횟수가 적어져 무표정하고 화가 나 보이며 일부 환자는 무관심 한 듯 보인다.
굳어짐	· 어깨, 무릎 등이 딱딱하게 굳어져 움직임이 자연스럽지 않다. · 관절을 돌리면 오히려 톱니바퀴를 돌리는 듯한 저항감과 통증이 온다.
자세 불안정	· 몸의 균형 잡기가 힘들어 진다. · 자세가 구부정해진다.

파킨슨병은 어떤 병인가요?
1-2 한 쪽의 증상이 점차 양쪽에서 나타난다.

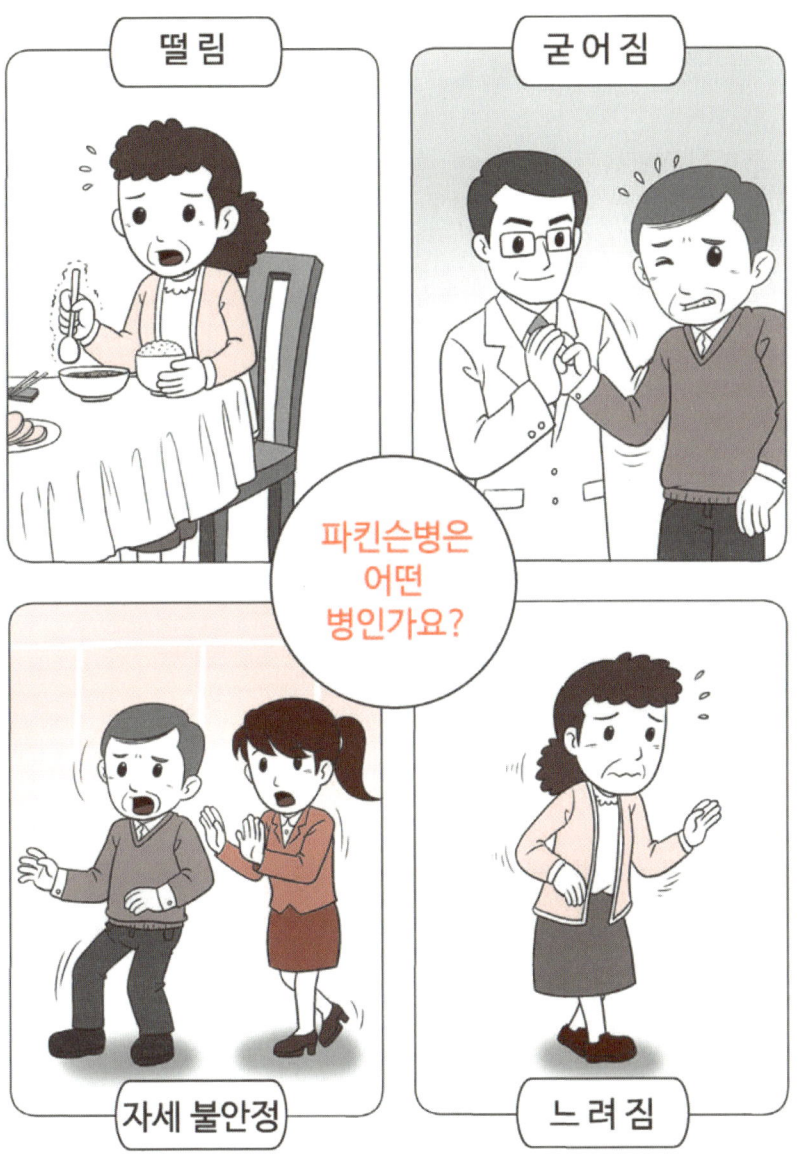

◆ 항파킨슨제의 치료과정은 용량증가가 단기적 해결책이고, 장기적으로 부작용과 부수적 작용이 필연적이라는 것이다. 또한 각각의 파킨슨환자들에게 약물 투여 시기, 간격이 다를 수 있다는 점, 그리고 5~10%의 환자를 제외하고는 평생 동안 관리되어야 한다는 점이다. 그러나 더욱 힘든 루게릭병, 악성 뇌종양, 진행성치매가 아니므로 관리만 잘 된다면, 일반인의 기대수명과 별반 다름이 없음을 알고 긍정적, 희망적인 방향으로 생각을 전환하자.

1-3 보행이 불편하고 균형 잡기가 힘들어진다.

초기 증상이후 진행이 됨에 따라 자세불안정 증상이 심해지면서 자세반사장애, 보행장애, 자율신경장애가 나타난다. 경직으로 인하여 근육의 부드러움이 부족해지고 보폭이 짧아지며 구부정한 자세가 나타난다. 복부근육의 약화는 자주 넘어지거나 멈추는 행동이 잘 되지 않는 증상을 초래한다. 일부 환자에게서는 몸이 한 쪽으로 기울어지기도 한다. 등 근육은 더 경직되지만 복근은 오히려 약화되므로 구부정한 자세, 자세불안정이 심화되며 신경전달물질 부족으로 인한 균형장애가 복합적으로 작용하면서 악순환이 지속된다.

자세반사장애	일어서는 동작은 원활하지만, 그 후 동작에서 앞뒤나 좌우로 쏠리면서 팔로 중심을 잡지 못하게 된다.
돌진현상	구부정한 자세, 근력약화, 종종걸음의 영향으로 걷기 시작한 동작이 멈추어지지 않고, 속도가 붙어 벽이나 물체에 부딪치거나 넘어지게 된다.
자율신경장애	체온조절기능 저하, 기립성저혈압, 변비, 위장관 장애, 발한증가, 지루성 피부염, 망상피부, 변비, 성기능장애, 소변조절기능 장애 등이 진행과 더불어 나타난다. 표적물질인 루이소체들이 외측 시상하부에 침범하여 부교감신경의 기능에 영향을 미치기 때문에 이러한 비운동성 증상들이 출현한다.

파킨슨병은 어떤 병인가요?
1-3 보행이 불편하고 균형 잡기가 힘들어진다.

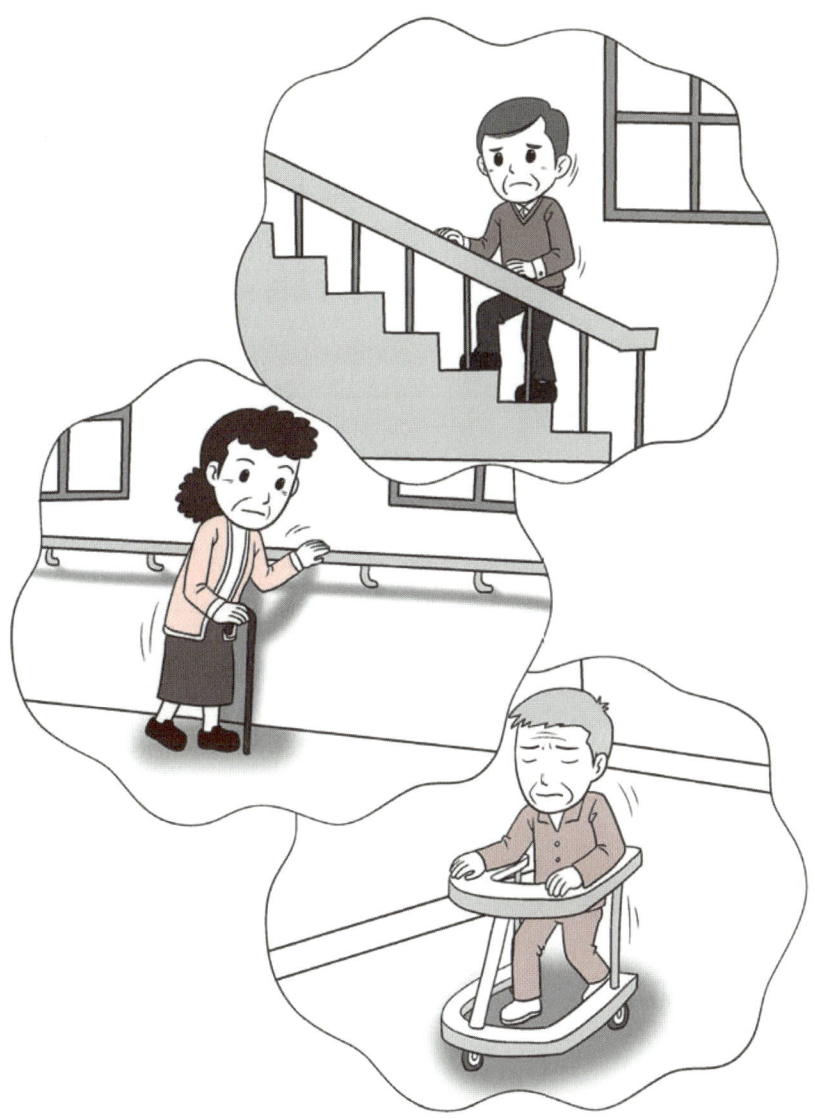

약물치료와 더불어 구부정한 흉추를 바로잡아 주는 감압치료, 교정치료를 시행한다.

◆ 하려는 동작에 대하여 미리 한 번 생각한 다음 동작하는 습관을 가지게 한다.
◆ 뇌 척수액 활성화를 위한 두개천골요법을 시행한다.
◆ 활보장을 생활화한다.
◆ 거북목, 굽은 등에 대한 추나, 감압을 시행하여 척추의 바른 정열을 유도한다.

1-4 파킨슨병은 5단계로 진행된다.

파킨슨병은 진행된다. 다만 환자의 나이, 발병동기, 생물학적 요인에 따라 차이를 보일 뿐이다. 살아온 삶의 질곡, 연령, 유전자 구성, 성격, 앓고 있는 질병 등이 영향을 미친다. 뇌신경 세포의 사멸은 진행되지만, 그 속도는 조금씩 다를 수밖에 없기 때문이다.

파킨슨병을 치료하고 연구하기 위하여 학술적으로 파킨슨병의 단계를 5단계로 구분한다. 1,2기는 초기단계로 적극적인 치료를 통하여 진행을 멈추게 하여 정상적 생활을 할 수 있는 단계이다. 3기는 보행장애와 종종걸음이 나타나면서 일상적 생활에 불편을 주고, 삶의 질이 급격히 떨어지게 된다. 4기, 5기는 휠체어에 의존하거나 침상에 거의 누워있는 단계이다. 보편적으로 통합파킨슨병 척도는 1년에 5점 증가하며 1에서 다음 2기로 넘어가는데 2.5~3년의 기간이 평균적이다.

1기: 증상이 왼쪽, 또는 오른쪽 중 한쪽에서만 나타난다.
2기: 떨림을 비롯한 증상들이 양쪽에서 나타나면서 근육들이 굳어지고, 구부정한 자세로 균형 잡기가 불편해진다.
3기: 보행장애, 종종걸음, 가속보행과 돌진현상으로 인한 낙상이 나타난다. 동작이

파킨슨병은 어떤 병인가요?
1-4 파킨슨병은 5단계로 진행된다.

Hoehn and yahr stage

1기
진전과 다른 운동 증상이 신체의 한쪽에서만 일어난다.
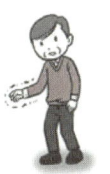

2기
진전과 강직 그리고 다른 운동증상은 신체의 양쪽에 영향을 미친다.
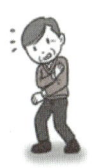

3기
균형상실과 서동이 이 단계의 특징이다.
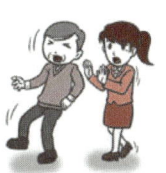

4기
일상 생활의 활동에 도움이 필요하다.
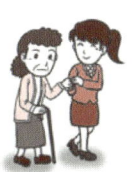

5기
휠체어를 필요로 하거나 누워있다.
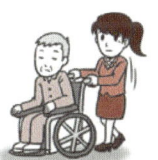

생활기능장애도

1도
일반적으로 일상적인 활동을 방해하지 않는 가벼운 증상이다.

2도
일상 생활의 활동에 도움이 필요하고 혼자살수 없다.
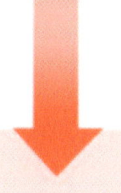

3도
14시간 계속되는 간호가 모든 활동에 필요하다.

눈에 띄게 느려지면서 목소리가 작아지고, 삶의 질이 급격히 저하된다.
4기: 홀로 보행이 거의 불가능해지고, 휠체어를 사용하게 된다.
5기: 독립적으로 활동이 거의 불가능해지고, 모든 행동에 도움이 필요하게 되며, 주로 침상에서 생활하게 된다.

◈ 파킨슨병은 진행이 되는 질환이다. 그러나 그 속도는 모든 사람마다 다르다. 이를 인정하고 나에게 가장 잘 맞는 치료방식, 일상생활에서 치료를 위한 최적의 환경을 찾아보자.
◈ 파킨슨병 환자와 일반인 사이의 수명에는 큰 차이가 없다. 또한 수많은 의사, 과학자들이 이에 대한 치료법을 위해 연구하고 있다. 그 치료법이 나올 수 있음을 기대하며, 조금이라도 진행을 억제할 수 있는 항 노화적 생활을 실천하고, 긍정적 태도를 가지도록 하자.

1-5 아직 정확한 원인을 모른다.

파킨슨병이 왜 발병하는지에 대한 정확한 원인은 아직 밝혀지지 않고 있다. 지금도 지구촌의 수많은 연구실에서 이에 대한 답을 찾기 위해 노력하고 있다. 언젠가 그 답이 나오게 되면, 완치에 대한 길도 열릴 것이다. 그러나 병이 어떻게 진행되며, 증상의 출현이 나타나는 이유에 대해서는 상당부분이 밝혀져 있다.

뇌는 겉 표면(피질)과 중간내면(중뇌)으로 이루어져 있다. 과일로 치면 껍질이 있고, 그 안에 딱딱한 씨앗이 있는 것처럼, 뇌의 영역도 크게 두 부위로 나눌 수 있다. 피질에 이상이 오면, 뇌경색, 뇌출혈, 치매, 건망증, 운동, 감각, 언어 기능에 문제가 발생한다. 만약 깊은 중뇌부분에 문제가 있을 경우 파킨슨병이 발병하게 된다. 중뇌 흑질은 감각기관을 통하여 들어온 정보를 정리하여 다시 피질을 통하여 해당

파킨슨병은 어떤 병인가요?
1-5 아직 정확한 원인을 모른다.

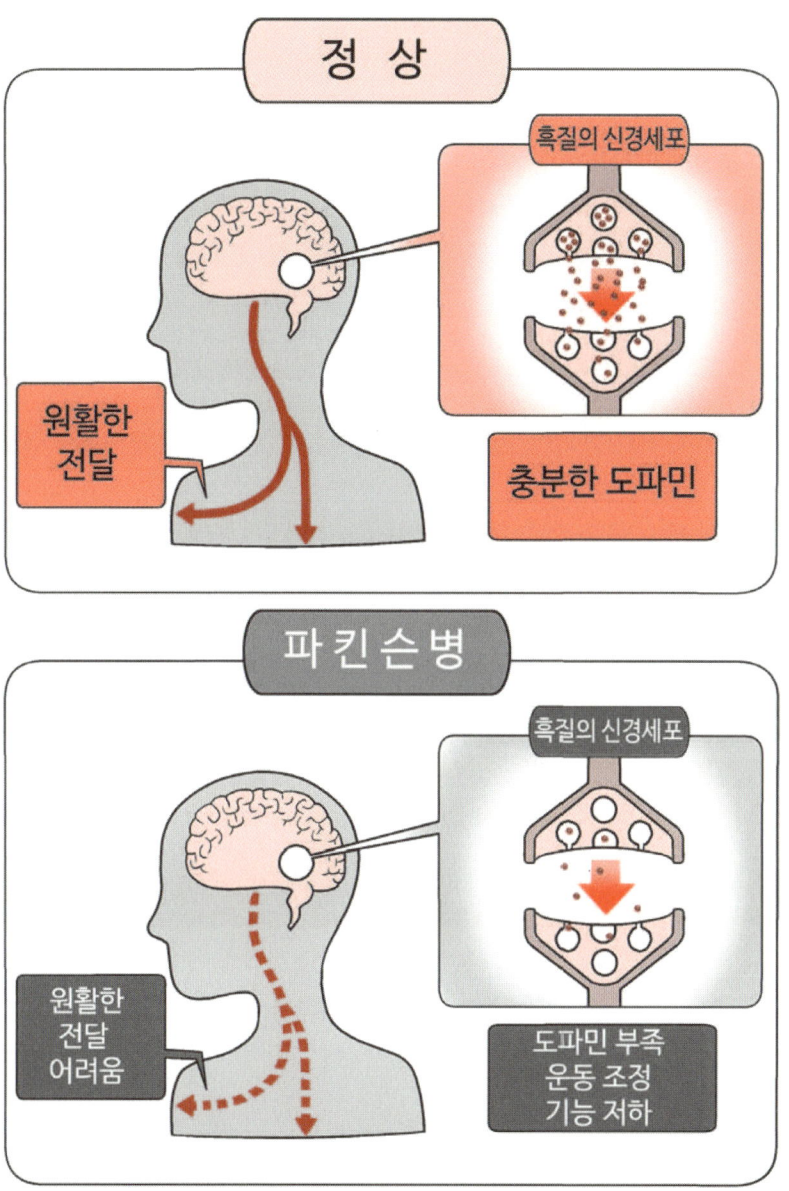

23

하는 근육신경에 신호를 전달하는 역할을 하는데, 이러한 신호전달은 신경과 신경 사이에 신경전달물질을 통하여 이루어지게 된다. 중뇌 흑질은 10년에 자연적으로 5% 사멸하게 된다. 자연적인 노화의 현상으로 나이가 드는 것이다. 만약 120세까지 생존한다면, 약 60%~70%가 사멸하고 그 결과 도파민을 포함한 신경전달물질을 분비하는데 어려움이 나타나 파킨슨병의 증상이 출현하게 된다. 즉, 누구나 120세까지 생존한다면, 파킨슨병이 발병한다는 것이다. 그러나 만약 어떠한 이유로 흑질의 도파민성 세포가 빠르게 사멸하게 되면, 나이에 무관하게 파킨슨병 증상이 나타나게 된다.

현재까지 가설적 원인으로는 유전적, 환경적 요인이 복합적으로 작용한다고 보고 있다.

◆ 파킨슨병의 유병률, 발병률이 지속적으로 높아짐에 따라 이에 대한 연구가 지속되고 있다. 20~30년 안에 원인규명과 함께 획기적인 치료법이 개발될 것이다. 또한 최근에는 완치에 가까운 사례들이 나타나고 신 의료기술 개발에 대한 속도가 붙고 있다.

1-6 예후가 전혀 다른 비슷한 병이 있다.

파킨슨병 환자가 늘어남에 따라 대형병원에서 진단받는 추세가 높아지고 있다. 단순히 떨림만 나타나는 것으로 불안해 할 필요는 없으며, 예후가 전혀 다른 질환이 많이 있으므로 유관질환에 대한 구분이 필요하다. 파킨슨병과 유사한 질환들은 본태성떨림, 약물성 파킨슨증후군, 혈관성 파킨슨증후군, 정상압수두증, 다계통위축증, 진행성핵상마비, 미만성루이소체병, 피질기저핵변성, 뇌종양, 갑상선기능이상, 윌슨병, 헌팅톤병 등이 있다.

파킨슨병은 어떤 병인가요?
1-6 예후가 전혀 다른 비슷한 병이 있다.

임상에서 파킨슨증후군, 이차성 파킨슨증후군, 파킨슨병, 특발성 파킨슨증후군이 오인되거나 용어가 잘못 사용되는 경우가 종종 있다. 실제 파킨슨병과 나머지 3질환들은 증상이 비슷하나 완전히 다른 병이며 예후도 다르다. 또한 치료방법도 완전히 다르다.

파킨슨증후군은 크게 이차성 파킨슨증후군과 파킨슨병, 특발성 파킨슨증후군으로 구분된다. 이차성 파킨슨증후군은 원인이 분명하고 증상이 파킨슨병과 유사하지만, 신경학적 변성까지는 진행되지 않아 원인이 제거된다면, 질병 전의 정상상태로 회복될 수 있는 증후군들이다. 이에 비해 특발성 파킨슨증후군은 원인이 명확하지 않으면서 파킨슨병에 비해 진행이 현저히 빠르며, 초기부터 자율신경장애가 동반되고 증상이 양측에서 시작된다. 또한 도파민성 약물치료에 거의 반응하지 않으며 비교적 떨림이 없는 편이다.

특발성 파킨슨증후군은 진행성핵상마비, 피질기저핵변성, 미만성루이소체병, 다계통위축증으로 구분되며, 다계통위축증은 다시 선조체흑질변성, 샤이드레져증후군, 올리브뇌교소뇌위축증으로 세분된다. 그 외에 유전성 변성질환, 본태성떨림 등이 파킨슨병과 구별된 후 진단되어야 한다.

만약 서동과 경직은 있지만, 떨림은 없고 발병이 비교적 젊은 40대 이하이면서 도파민성 약물들에 부적합한 반응을 보인다면, 파킨슨병이 아닐 가능성이 높아진다.

파킨슨병의 임상적 진단(Clinical diagnosis)은 위 부분의 감별진단과, 병력, 신경학적 검사, 도파민(Dopamine)제에 대한 반응을 평가함으로써 이루어진다. 영상검사는 참고사항이며 확진은 사후 조직검사 상 루이소체의 주성분인 알파-시누클레인(Alpha-synuclein)의 검출로 이루어진다. 사후 부검에서 약 25%환자는 다른 소견을 보이면서 75%만이 파킨슨병으로 확진된다. 이차성 파킨슨증후군의 원인들이 파킨슨병 진단 전 배제되고 그 밖의 변성질환, 유전성질환들이 배제 된 후 다음의 범주 기준에 따라 임상진단이 이루어진다.

1. 3대증상 중 한 가지 증상이 나타나면 파킨슨병 가능성이 있다.
2. 3대증상 중 두 가지 증상이 나타나거나 3대 증상이 비대칭적이라면 파킨슨병 확률이 높다.
3. 3대증상 중 세 가지 증상이 나타나거나 두 가지 증상이 한쪽에 비대칭이면 파킨슨병이 확정적이다.

약물성 파킨슨증후군(Drug-induced Parkinsonism)

항우울제, 신경안정제, 구토진정제, 혈압강하제, 뇌순환개선제, 항암제 중 도파민D2, D3 수용체를 차단함으로써 도파민의 부족을 발생시켜 파킨슨병과 유사한 증상을 나타낸다. 약물복용 후 수주에서 수개월 사이 경직, 서동이 나타난다. 그러나 약물을 중단하면 수개월 내 증상이 사라지며 증상이 좌우 대칭적으로 나타나기 때문에 감별이 가능하며 예후 또한 비교적 양호하다. 약물유발성이 확실하다면 원인이 되는 약물 중단 후 6개월 관찰이 필요하다.

• 약물 중단 시 증상이 호전된다.

혈관성 파킨슨증후군(Vascular Parkinsonism)

70세 이상의 고령자에게서 동맥경화가 진행되면 대뇌피질이 손상되면서 파킨슨병과 비슷한 증상이 나타난다. 뇌경색이 다발성인 경우, 일부 선조체까지 영향을 미치게 된다. 그러나 도파민의 분비는 정상이기 때문에 항파킨슨제를 복용하면 오히려 오심, 구토 등의 부작용이 나타난다. 구분되는 증상으로 파킨슨병의 특징적 증상인 구부정한 자세 대신 오히려 몸을 뒤로 젖히면서 배를 내밀고 발끝이 밖으로 향해 걷게 되며 떨림은 거의 없는 편이다. 영상검사로 경색의 유무가 판단되기 때문에 확진이 가능하다.

• 떨림이 없고 질질 끄는 듯한, 주저하는 듯한 보행장애와 균형장애가 특징적이며 영상

검사 상 뇌경색으로 인한 이상소견이 나타난다.

정상압수두증(Normal Pressure Hydrocephalus, NPH)

지주막하출혈, 뇌수막염, 머리의 외상으로 인하여 뇌실에 뇌척수액이 비정상적으로 증가하여 폐색성 수두증이 발생한다. 치매, 보행장애, 요실금이 특징적 증상이다. 영상검사상 뇌실의 비대와 뇌척수액의 고임 소견으로 진단이 가능하다. 과량의 뇌척수액을 밖으로 뽑아내는 수술로 증상을 개선시킬 수 있다. 수두증에 의한 발병기전은 흑질, 시상, 대뇌피질 사이를 주행하는 상하행 신경섬유의 압박과 손상을 원인으로 추정하고 있다.
- 떨림 없이 심한 서동증과 함께 양측뇌실 확장의 영상검사 소견을 보인다.

다계통위축증(Multiple System Atrophy, MSA)

신경병리학적으로 뇌간, 소뇌, 시상, 대뇌피질, 자율신경계까지 다양하게 이상소견을 보이기 때문에 다계통위축증이란 이름이 붙여진 질환이다. 주로 50대에서 많이 발병하며 빠른 진행, 초기부터 나타나는 보행장애와 자율신경장애가 특징적이며 예후가 좋지 않은 편이다. 발병 장소와 증상에 따라 올리브-뇌교 소뇌위축증(Olivopontocerebella Atrophy), 선조체흑질변성(Striatonigral Degeneration), Shy-Drager 증후군(Shy-Drager Syndrome)으로 구분한다. 레보도파는 발병초기에만 한시적으로 효과를 보이며 제한적이다.
- 떨림이 별로 없으면서 초기부터 낙상, 자율신경장애가 나타나며 진행이 빠르다.

진행성핵상마비(Progressive Supranuclear Palsy, PSP)

발병초기부터 자주 넘어지고, 안구의 상하좌우운동이 잘 되지 않으며, 혀의 발음, 구음장애가 나타나는 점이 구분점이다. 떨림은 드문 편이며 특징적으로 턱을 치켜들면서 뒤로 젖히려 하기 때문에 자주 넘어지게 된다. 레보도파는 초기에만 한시적으로 유효하지만 제한적이며 진행이 빠른 편이어서 와상상태로 지내게 된다.

영상검사 상 기저핵과 뇌간, 중뇌의 위축이 보이며 신경망사(neuropil threads)가 관찰된다.
- 특징적 핵상응시마비, 낙상, 어지러움, 오심이 관찰된다.

미만성루이소체병(Diffuse Lewy Body Disease)

60대 이후 파킨슨병 증상을 보이면서 초기부터 진행성 치매, 형상을 구체화하는 환시, 우울증상이 나타나는 질환으로 떨림은 없으면서 인지기능장애를 보이는 점이 구분점이다. 영상검사 상 구분이 어려우며 SPECT(Single Photon Emission Computed Tomography)상 후두엽위주로 측두, 두정엽의 혈류저하가 관찰된다. 그러나 확진은 부검을 통해서 이루어지며 피질, 뇌간, 변연계에서 루이소체가 발견된다.
- 초기부터 인지기능 장애, 환각, 우울증이 나타난다.

피질기저핵변성(Corticobasal Degeneration)

50, 60대에 주로 나타나며 좌우 한쪽 팔, 다리만 움직임에 불편함을 느끼는 것이 가장 큰 특징이다. 의도하는 방향과 전혀 다른 움직임, 또는 다른 부위에서의 움직임이 나타나는 사지 관념운동성 실행증(Ideomotor apraxia)이 특징적이나 파킨슨병과 달리 진행되어도 양측으로 확대되지 않는다. 문제가 되는 팔, 다리가 근육이 긴장되고, 손목은 구부러지면서 손가락은 펴진 상태를 보인다. MSA에서와 같은 자율신경장애는 드물고 알츠하이머 치매에서 나타나는 인지장애, 기억장애도 드문 편이다. 영상검사 상 피질, 피질하 영역에서 뚜렷한 비대칭성 대사감소를 보이며 두정엽 열(Parietal Sulci)이 관찰된다.
- 피질영역의 운동, 감각기능 장애와 기저핵의 경직, 서동증상이 같이 출현한다.

본태성떨림(Essential Tremor)

뇌신경의 이상과 무관하게 손, 입술, 머리 등만 떨림이 나타나는 질환으로 가족

파킨슨병은 어떤 병인가요?
1-6 예후가 전혀 다른 비슷한 병이 있다.

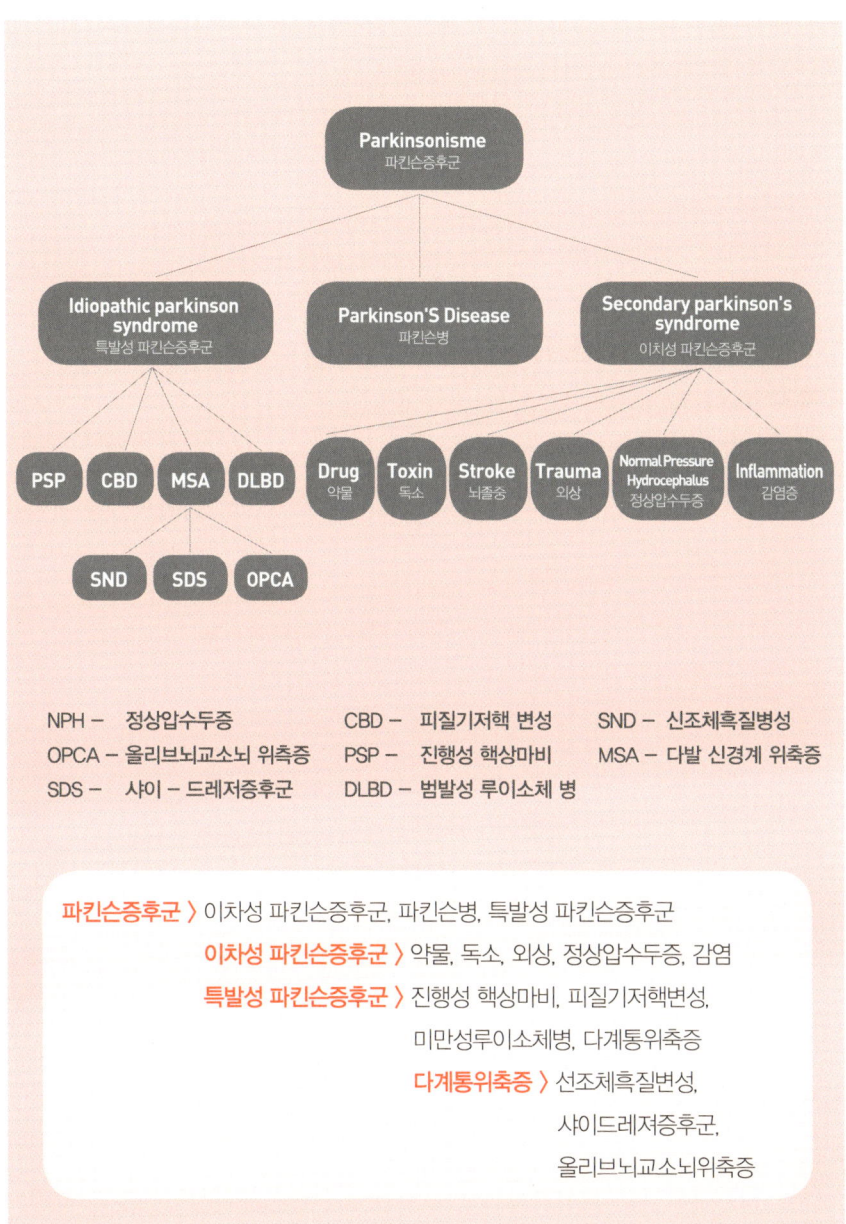

파킨슨증후군 › 이차성 파킨슨증후군, 파킨슨병, 특발성 파킨슨증후군
이차성 파킨슨증후군 › 약물, 독소, 외상, 정상압수두증, 감염
특발성 파킨슨증후군 › 진행성 핵상마비, 피질기저핵변성,
　　　　　　　　　　미만성루이소체병, 다계통위축증
다계통위축증 › 선조체흑질변성,
　　　　　　　샤이드레저증후군,
　　　　　　　올리브뇌교소뇌위축증

력이 있는 경우 발병확률이 높아 가족성진전이라고도 한다. 파킨슨병의 떨림에 비하여 떨림의 분당횟수(3-7Hz)가 많은 편이다. 떨림 외 다른 증상이 없으며 진행이 되지 않는 구분점이 있다. 팔을 앞으로 쭉 뻗었을 때 심해지는 특성을 가지고 있다.
- 떨림 외 경직이나 서동, 자세불안정 등의 신경학적 증상이 없다.

윌슨병(Wilson's Disease)
13번째 염색체 이상으로 뇌와 간에 구리가 비정상적으로 축적되어 신경학적 이상 징후를 보이는 질환이다. 초기에는 간염이나 간 기능의 이상이 나타나면서 간에 구리 축적이 한계를 넘게 되면 떨림, 구음장애, 얼굴의 근긴장이상, 경직, 서동증이 나타나게 된다. 진단은 혈청검사, 소변 내 구리함량검사, 홍채 주변 각막의 구리침착검사 등으로 이루어진다.
- 날개 치는 진전, 소변의 구리검출이 특징적이다.

할렌보르덴-스팟 증후군(Hallenborden-Spatz syndrome)
유아를 포함한 젊은 성인에게서 나타나는 상염색체 열성 유전질환이다. 떨림, 경직, 근긴장이상증, 치매를 동반하며 효과적인 치료법이 없다. 철분의 비정상적 축적이 특징이며 담창구, 흑질에서 영상검사를 통해 확인할 수 있다.
- 담창구, 흑질에서 다량의 철분축적이 관찰된다.

신경 유극적혈구 증가증(Neuroacanthocytosis)
성인에서만 발병되는 유전성 질환이다. 안면부 입술과 구강부위의 이상운동증, 근긴장이상증, 무도증 등의 증상이 대표적이다. 개인에 따라 경련, 발작, 치매, 정신질환이 동반되기도 한다. 상염색체 열성 유전질환으로 진행되면서 운동 불능, 경직이 심해진다.

헌팅톤병(Huntington's Disease)

30-45세 사이에 나타나는 4번 염색체 이상에 의한 만성 진행성 뇌신경질환이다. 춤추는 듯한 특징적 무도증, 진행성 치매가 구별점이다. 파킨슨병과 달리 떨림이 없는 점에 주의해야 하며 지나친 도파민의 활성을 조절하는 것이 치료의 주안점이다. 도파민 수용체 길항제 투여로 무도증을 조절하면서 치매와 행동장애를 치료함이 중요하다. 신경계 영상진단에 미상핵의 위축이 관찰된다.

- 무도증과 더불어 성격변화까지 나타난다.

02

2-1 증상을 완화할 수 있는 약물요법이 있다.

2-2 약물치료에도 순서와 원칙이 있다.

2-3 약물에 대한 효능, 용량, 부작용이 조금씩 다르다.

2-4 수술요법이 필요할 수도 있다.

2-5 대체의학도 적극 활용하자.

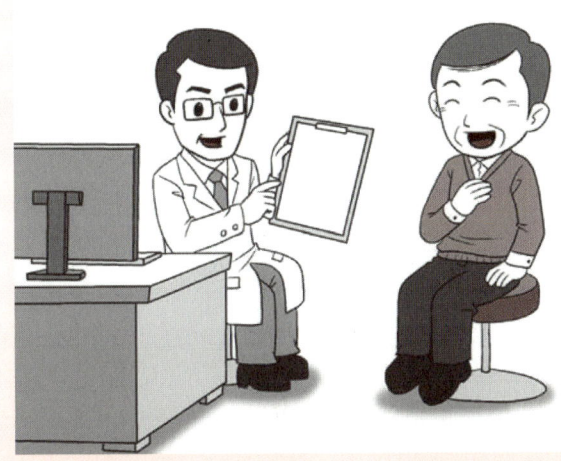

02 파킨슨병은 어떻게 치료해야 하나요?

2-1 증상을 완화할 수 있는 약물요법이 있다.

파킨슨병 증상의 발현은 흑질에서 선조체로의 신경전달 역할을 해주는 신경전달물질의 부족 때문에 나타난다. 신경전달물질은 도파민을 포함한 다수의 물질들이지만 대표적으로 도파민의 부족을 중심으로 치료하고 있다. 도파민의 전달과정 중 이를 받아들이는 수용체의 기능도 저하된다. 초기 파킨슨병에서는 이의 기능을 개선시키는 치료제부터 사용하는데 이를 도파민효현제라고 한다. 또한 뇌의 신호전달기전에서 도파민(Dopamine)과 아세틸콜린(Acetylcholine)은 균형을 유지하려고 하는데, 상대적으로 도파민의 양이 부족하게 되므로 아세틸콜린의 양을 줄여주는 항콜린제(Anticholinergic)를 사용한다. 항 바이러스제제인 아만타딘(Amantadine)은 원래 독감에 사용되었던 약물이었으나 도파민 방출증대, 도파민수용체 자극의 효과와 이상운동증 완화에 비 특이적으로 사용된다. 진행되면서 이러한 약물들로 증상완화가 되지 않으면 비로소 도파민제제를 사용하게 된다. 그러나 환자의 진행속도, 호소하는 주요증상, 진행단계, 체력, 나이, 가지고 있는 병력의 차이가 모두 다르기 때문에 치료약물의 조합과 횟수는 상이할 수 있다.

◈ 수많은 희귀난치병들이 있다. 크로이츠펠트-야콥병, 모겔론스병, 헌터증후군, 진행성 다초점백질뇌병증 등의 질병은 앓고 있는 환자수가 적기 때문에 치료제의 개발 자체가 안 되고 있다. 경제적인 논리만의 문제로 수 조원을 투자하여 신약을 개발하여도 이를 사용해 줄 환자층이 두텁지 않기 때문이다. 그러나 파킨슨병에 대한 약물들은 증상완화에 한 몫을 잘해내고 있다. 위와 같이 종류도 최소 6가지 이상이므로 주치의 처방대로 복용하면서 최적의 상태를 유지함이 좋다.

파킨슨병은 어떻게 치료해야 하나요?
2-1 증상을 완화할 수 있는 약물요법이 있다.　2-2 약물치료에도 순서와 원칙이 있다.

2-2 약물치료에도 순서와 원칙이 있다.

아직 완전한 치료제가 없기 때문에 유병기간이 오래될수록 불편함이 나타난다. 복용 후 3~5년이 경과하면 약효가 바로 나타나지 않는 on-off현상, 전신이 심하게 요동치는 이상운동증, 환각, 환청, 환시, 위장장애, 변비, 이상발한, 하지부종, 구강건조, 오심구토 등의 부작용 등이 출현하기도 한다. 주치의와 긴밀한 관계를 통하여 적절한 조정이 되어야 한다. 초기부터 고용량을 고집하지 말고 증상의 80% 완화에 만족함이 좋다.

다음은 초기 파킨슨병, 진행된 파킨슨병의 치료 가이드라인과 사용되는 약물리스트로, 현재 일반적으로 상용되는 약물들이다. 본인의 상태와 비교해 보면서 적정 상태를 유지해야 한다.

◈ 약물요법은 적은 용량부터 서서히 증량을 해야 한다.
◈ 초기 부작용의 발생을 줄일 수 있으며, 가능한 오랫동안 부작용을 최소화하면서 장기간 관리가 가능하다.
◈ 약물요법에는 한계가 있음을 인정하자.
◈ 일부 초기 한정된 환자를 제외하고, 도파민성 약물들은 파킨슨 증상들을 완전히 완화시키지 못하며 진행성 질환이므로 증상들은 결국 조금씩 심해진다.
◈ 이상운동증 발병 시 아만타딘(Amantadine)의 사용 또는 엔타카폰(Entacapone) 용량감소를 고려하자.
◈ 레보도파(Levodopa)는 아미노산의 덩어리이다. 만약 효과 발현이 잘 되지 않는다면 단백질 식사를 줄이거나 식사와 1시간 간격을 두는 것이 좋다.
◈ 구토가 심하다면 식사직후 복용하거나 카비도파(Carbidopa) 고용량을 고려해 본다.

◆ 조기발병 파킨슨병의 가이드라인
도파민 효현제부터 시작한다. 효현제로 더 이상 이득이 없으면서 기능적 무능력 상태가 오면 레보도파 저용량을 사용한다. 레보도파 단독보다는 엔타카폰을 같이 사용하여 효율을 높인다.
◆ 노년발병 파킨슨병 가이드라인
평균 연령과 이에 따른 유병기간을 고려하면서 레보도파 최저용량 부터 시작할 수도 있다. 그 후 증량이 필요할 경우 레보도파의 증량보다 도파민효현제의 추가부터 시행한다. 또한 부작용을 고려하여 항콜린제 사용에 신중을 기한다.

2-3 약물에 대한 효능, 용량, 부작용이 조금씩 다르다.

현존하는 항파킨슨 약물들은 도파민성제제인 레보도파제제와 도파민효현제, COMT억제제, MAO-B억제제, 항콜린제, 기타 약물들로 구성되어 있다. 위에서 살펴본 바와 같이 각각의 약물들을 처방하는 순서와 원칙이 있다. 그런데 약물들 각각의 효능, 용량, 부작용, 금기사항 등이 다르기 때문에 이에 대한 숙지가 필요하다. 전형적인 파킨슨병의 증상 외 다른 증상이 출현하면 복용중인 약물의 부작용인지, 새로운 질병에 의한 것인지 검토해 보아야 한다.

도파민은 혈액-뇌-장벽(Blood-Brain Barrier)을 통과하지 못하기 때문에 전구물질인 L-Dopa를 사용하게 된다. 그러나 복용한 L-Dopa는 혈액 뇌 장벽에 도달하기도 전에 DDC와 COMT의 분해 작용으로 도파민, 3-OMD로 분해되어 효율이 떨어지게 된다. 이 효율을 높이기 위하여 분해를 억제하는 carbidopa, benzeride, COMT억제제를 복합처방한다. 이런 과정을 거쳐 뇌 안에 도달한 L-Dopa는 흑질 내에서 도파민으로 분해되어 신경전달물질로서의 역할을 수행하게 된다. 흑질 내에도 COMT, MAO-B작용으로 대사가 이루어지면서 흑질내 도파민의 농도를 오래 유지하기 어렵기 때문에 이의 작용을 억제하는 COMT억제제, MAO-B억제제

파킨슨병은 어떻게 치료해야 하나요?

2-3 약물에 대한 효능, 용량, 부작용이 조금씩 다르다.

〈도파민성 제제 목록표〉

분류	성분명	제품명
레보도파제제 Dopamine 보충	레보도파 (levodopa)	마도파(Madopar), 마도파 에이취비에스(Madopar-HBS), 마도파 확산정(Madopar dispersible), 씨네메트(Sinemet), 씨네메트씨알(Sinemet-CR), 퍼킨(Perkin), 스타레보(Stalevo), 레보다 서방(Levoda PRT), 도파자이드(Dopazide) 트리레보정(Trilevo Tab)
도파민효현제 Dopamine 수용체 자극	로피니롤 (ropinirole)	리큅(Requip), 리큅피디(Requip-PD), 파로킨(Parokin), 파키놀(Parkinol), 뉴큅(Newquip), 로피맥스(Ropimax), 도파프로(Dopapro), 로큅(Loquip), 로킨스(Rokins), 오니롤(Onirol)
	프라미펙솔 (pramipexole)	미라펙스(Mirapex), 미라펙스 서방(Mirapex ER), 피디펙솔(PD-Pexole), 프라미펙솔(Pramipexole), 미라프 서방(Mirap ER), 프라미펙스(Pramipex), 프라펙솔(Prapexole)
	로티고틴 (rotigotine)	뉴프로패취(Neupro patch)
	브로모크립틴 (bromocriptine)	팔로델(Parlodel)
항콜린제제	트리헥시페니딜 (trihexyphenidyl)	트리헥신(Trihexin)
	벤즈트로핀 (benztropine)	벤즈트로핀(Benztropine)
	프로싸이클리딘 (procyclidine)	영프로마(Youngproma), 케마드린(Kemadrin), 파로마(Paroma), 프로이머(Proimer)
콤트(COMT)효소 억제제	엔타카폰 (entacapone)	콤탄(Comtan)
마오비(MAO-B)효소 억제제	셀레길린 (selegiline)	마오비(MAO-B)
	라사길린 (rasagiline)	아질렉트(Azilect)
기타	아만타딘 (amantadine)	피케이멜즈(Pk-merz), 파킨트렐(Parkintrel), 아만타(Amanta)

가 필요하게 된다. 흑질-선조체에서 도파민성 신경세포가 사멸하면서 신경연접 후의 수용체도 기능이 약화되어 신경전달물질의 전달이 원활하지 않게 된다. 이런 문제의 해결을 위해 도파민효현제가 사용된다. 한편 체내 도파민과 아세틸콜린은 항상 균형을 유지하려 하는데 상대적으로 부족해진 도파민에 비해 아세틸콜린은 과량으로 존재하므로, 이를 위한 항콜린제가 사용되기도 하며 항바이러스 효과와 더불어 부수적으로 파킨슨병에 이득을 보이는 아만타딘이 부가적으로 사용된다.

1. 레보도파제제

부족한 도파민의 직접적 공급이 주목적이다. 초기용량은 카비도파/레보도파 25/100mg부터 시작하며 최고용량의 의미는 없다. 이득이 있을 때까지의 용량을 사용한다. 부작용은 구역, 기립성저혈압, 착란, 어지럼증, 망상, 졸음 등이다.

2. 도파민효현제

시냅스 연접 후 수용체를 자극하여 방출된 도파민의 수용이 주 목적이다. 프라미팩솔계열은 0.125mg부터 최대 4.5mg, 로피니롤계열은 0.25mg부터 최대 24mg까지이다. 구역, 기면증, 불면증, 어지럼증, 소화불량, 두통, 변비, 환각 등이 부작용으로 나타날 수 있다.

3. COMT 억제제

복용한 레보도파가 혈중, 또는 뇌 실질로 흡수 된 후, 도파민으로 전환되는 것을 조절함으로써 도파민 용량의 지속성을 위한 목적으로 사용된다. 200~1600mg까지 사용된다. 이상운동증, 설사, 구역, 환각 등이 주 부작용이다. 특히 이상운동증이 심한 환자에게서는 주의가 요구되며 감량하거나 레보도파의 용량의 감량이 필요하기도 한다.

4. MAO-B억제제

뇌 실질내로 흡수된 도파민의 분해를 조절하는 작용을 한다. 셀레질린계열은 5mg부터 10mg까지 사용하며 불면증, 구역, 이상운동증, 환각 등이 주 부작용이다.

5. 항콜린제

부족해진 도파민과의 아세틸콜린의 균형을 조절하기 위함이 목적이다. 떨림증의 감소를 위해 주로 사용된다. 고령의 환자, 치매가 동반된 환자에 부작용이 심하게 발생한다. 착란, 구강 및 안구건조, 이상발한, 빈맥 등의 부작용이 있다.

6. 기타제제

아만타딘계로 도파민 수용체 자극, 재흡수 자극, 도파민 방출 증대 등의 작용을 할 것으로 추정하고 있으며 100mg을 사용한다. 이상운동증 감소를 위해 주로 사용한다. 착란, 환각, 악몽, 부종, 구갈, 하지 이상발진, 망상피반의 부작용이 있으며 치매 동반환자에게는 주의가 요구된다.

2-4 수술요법이 필요할 수 있다.

파킨슨병에 유용한 수술에는 3가지의 형태가 있다. 뇌 실내에 인위적 병소를 만드는 병소수술법(creating a lesion in the brain), 이식(Implantation), 그리고 뇌심부자극술(Deep brain stimulation) 등이다.

병소수술법은 시상, 담창구. 시상하핵에 전극을 삽입 후 이를 가열하여 인위적 병소를 만드는 방법으로 최근에는 거의 시행되지 않고 있다. 이식은 뇌의 영역 내에 조직세포를 착상시키는 방법으로 파킨슨병으로 인한 신경세포를 대체하거나 보조적 기능을 기대하면서 시행하고 있으나, 공인되거나 표준화되기에는 많은 시간이 필요하다. 뇌에 심어놓은 전극과 가슴에 심어놓은 본체를 코드로 연결시켜 뇌의

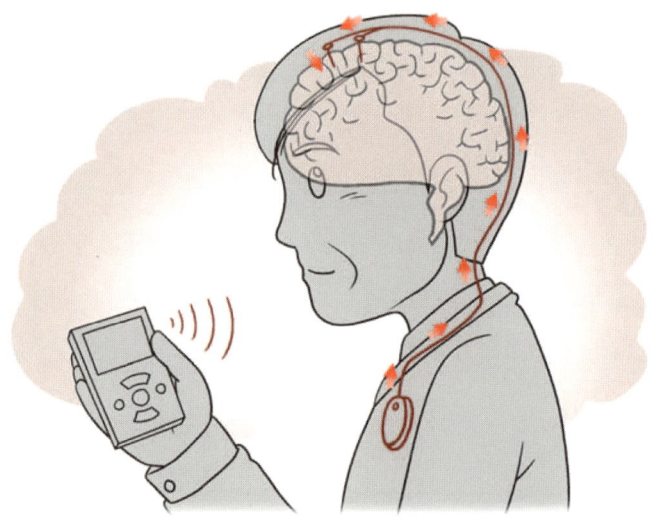

활동을 제어하는 방법을 뇌심부자극술이라 하며, 최근에 시행되고 있는 수술요법이다. 모든 환자가 수술요법의 대상이 되는 것은 아니다. 약물치료로 떨림이 조절되지 않는 경우, 장기적 약물치료로 인한 이상운동증 및 운동성동요가 있는 경우에 한하여 시행할 것을 권고하고 있다. 수술의 부작용이나 합병증으로는 뇌출혈, 뇌경색, 감염 등이 보고되고 있다.

2-5 대체의학도 적극 활용하자.

수많은 파킨슨병 환자를 보아온 필자로서 진행이 너무 빠르거나 파킨슨병과 더불어 다양한 다른 질환을 함께 앓고 있어 아무런 희망도 환자에게 주지 못했을 때, 더 나은 치료가 있지 않을까하는 고민을 하게 된다. 이 부분은 환자와 가족들에게 더더욱 그러할 것이다. 파킨슨병만을 전문적으로 지속적으로 연구해온 의료인이라면 어

파킨슨병은 어떻게 치료해야 하나요?
2-5 대체의학도 적극 활용하자.

떤 치료가 의미가 있고 다른 치료는 그렇지 않다는 것을 거의 알고 있다. 이러한 대체의학범주에는 위험한 치료, 불확실한 치료, 좋다고 느끼지만 변화에 큰 영향이 없는 치료, 현재는 입증되지 않았지만 유익하다고 입증될 가능성이 있는 치료, 효과적이라고 입증된 치료 등으로 구분할 수 있다. 그러나 모든 치료가 근거가 명확하고 논리적이어야 치료로 적용되는 것만은 아니다. 만약 그렇다면 새로운 치료법, 새로운 가능성 있는 치료들은 사장되고 의학의 진보는 이루어지지 않을 것이다. 파킨슨병에 전혀 해가 없으면서 가능성 있는 치료들은 시도해보는 것이 좋을 것이다.

국선도/태극권

파킨슨병의 증상 중 약물요법으로 해결하기 어려운 자세불안정, 자율신경장애에 도움이 된다. 태극권은 자세, 운동, 균형, 유동적인 움직임의 동적인 부분과 명상의 정적인 부분에 중점을 둔 수행법이다. 운동은 일반인과 동일하게 파킨슨병 환자들에게 절대적으로 필요하며 명상의 효과까지 겸할 수 있어 권장할만하다. 국선도는 동적인 동작과 정적인 명상으로 구성되어 태극권과 구성 면에서는 비슷하다. 다만 국선도는 우리나라 고대의 전통 수련법으로 인체를 소우주화 하려는 실증과학적 측면이 강하다. 체내의 탁기를 몰아내고, 청기를 모아 우주의 몸의 형상으로 거듭

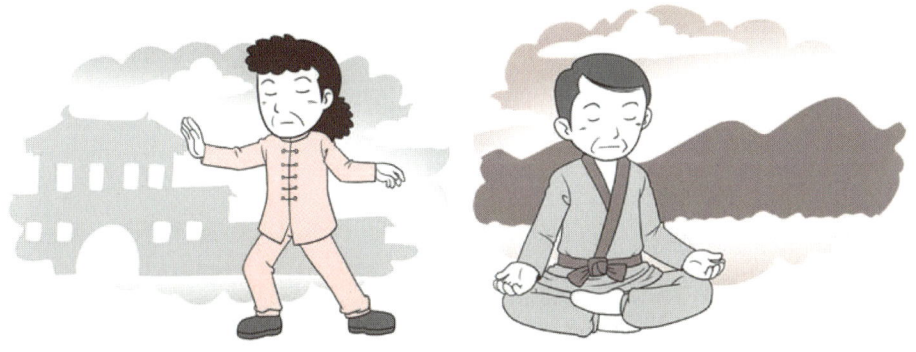

나고 깊은 호흡명상을 통하여 마음의 망념까지 사라지게 하여 천인합일에 이르게 하는 것이 주목적이다. 천(天)이란 바로 우주이며 우주는 영생불멸, 무병 무한한 에너지이기 때문이다. 국선도는 3단계의 과정을 거치는데 정각도, 통기법, 선도법의 단계에 따라 수련이 이루어진다. 실제로 의학적 치료와 더불어 국선도를 병행하였을 때, 증상의 개선이 이루어지는 환자들을 다수 볼 수 있었다.

침술

통합의학, 대체의학의 범주 내에서 침술은 수많은 논문에서 그 유효성이 검증된 치료법이다. 효과가 있다고 검증된 혈자리는 합곡, 태중, 족삼리, 양릉천 등으로 한의사의 처방과 시술에 의하여 시술된다면 도움이 될 것이다. 그러나 침 치료만으로 파킨슨병을 완치시키거나 증상의 지속적인 호전을 도모하기에는 역부족이다. 기존의 치료와 더불어 상승효과를 기대해야 할 것이다.

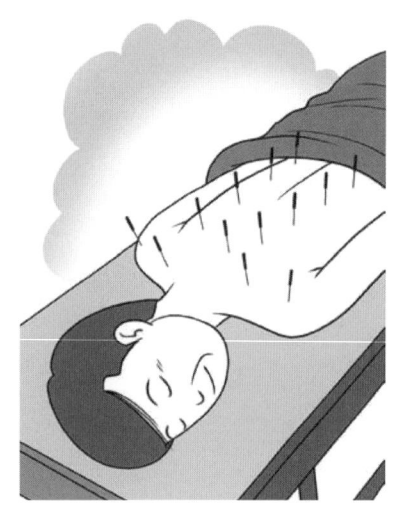

한약요법

한약요법은 수천 년 동안의 의학적 경험을 토대로 그 효능이 정리된 치료법이다. 서양의학적 단일성분에 의한 치료법과 달리 한약요법은 '군신좌사(君臣佐使)'라는 배합의 원칙이 있다. 한약처방은 보통 군약(君藥), 신약(臣藥), 좌약(佐藥), 사약(使藥)으로 구성된 일정한 배합원칙에 의해 만들어진다.「君臣佐使」라는 말은 옛날 정치제도에서의 직함을 일컫는 명사로 한 나라를 다스리는 기본구성에 해당한다. 한 나라에 임금만 존재하지 않는다. 임금을 보좌하여 정책을 자문해 주는 그룹이 있

파킨슨병은 어떻게 치료해야 하나요?
2-5 대체의학도 적극 활용하자.

고, 임금의 잘못을 간언해주는 조선시대 사간원 같은 기구도 필요하고, 임금의 정책을 실행에 옮기는 말단 하급관리도 필요한 것이다. 그런 의미에서 사람의 병을 다스리는 처방인 한약 처방은 나라를 다스리는 원리를 치병에 응용한 조상들의 융합적 사고의 지혜라 할 수 있다. 군약(君藥)은 임금에 비유되고, 하나의 처방에서 가장 주된 작용을 하는 약재로, 대표적인 증상 또는 주병(主病)을 치료하는데 사용한다. 그 다음 신약(臣藥)은 임금에게 조언을 해주는 신하에 비유되고, 군약의 효력을 보조해주고 강화하는 역할을 하는 약재이다. 그 다음 좌약(佐藥)은 말 그대로 돕는다(佐: 도울좌)로 임금의 정책에 위험성을 주장하고 이에 대한 대책을 강구하는 신하의 무리로 비유되는, 군약이 유독(有毒)한 경우 그 독성을 완화해 주거나 혹은 주된 증상에 수반되는 부차적인 증상을 해소할 목적으로 쓰는 약재이다. 사약(使藥)은 부리다(使: 부릴사)로 말단 신하로 비유되는, 처방된 약재의 효능이 질병 부위로 인도하도록 돕는 작용 즉, 인경(引經)작용과 여러 약재들을 중화하는 작용을 한다. 실제 본원에서 파킨슨병 환자들에게 사용되는 헤파드(파킨슨병 치유 한약)도

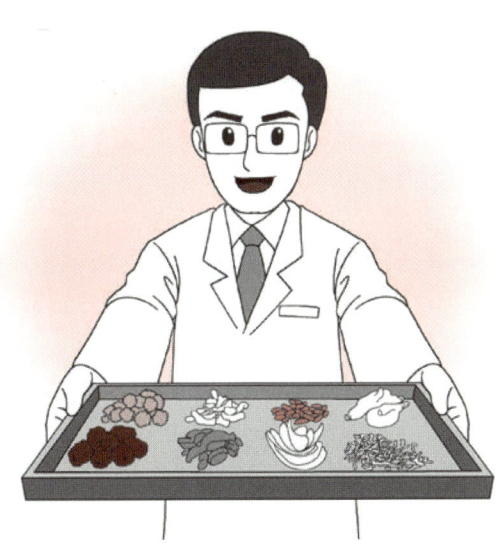

이러한 원칙에 의하여 구성되었으며, 국제학술지에 등재되어 과학적 효능을 검증 받았으며 특허청에 특허 등록되기도 하였다.

명상

　명상은 깊은 의식을 통하여 자기 자신을 객관적 시점에서 보는 성찰법이다. "나는 어디서 와서 어디로 가는가?, 인간의 질병은 왜 발생할 수밖에 없는가?"라는 화두를 통하여 자기부정을 하게 되고 그로부터 자신의 본성을 알게 되는 수행법이다. 명상은 고대부터 전 세계적으로 여러 상황에서 시행되어 왔다. 최근의 의학 및 심리학 연구에 따르면 명상요법은 치료에 임하기 전에 맥박과 호흡을 조절하는 데 효과가 있으며, 편두통·고혈압·혈우병 등의 증상을 억제하는 데 효과가 있음이 숙달된 정신요법가 들에게서 입증되어왔다. 대부분의 종교도 모두 명상이라 할 수 있다. 절대자에 귀의(歸依) 함으로써 몸과 마음의 고통에서 벗어나 해탈을 얻으려 하는 궁극 점을 가지고 있다. 다만 방법론적으로 다소 차이점을 드러낼 뿐이다.

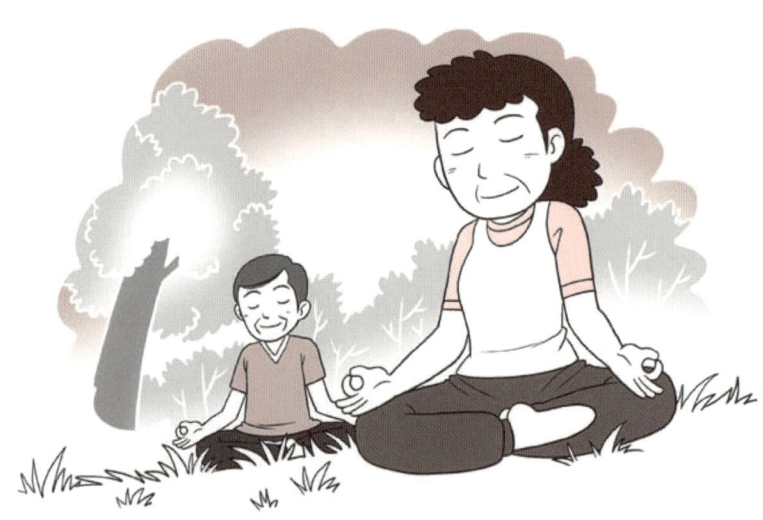

03

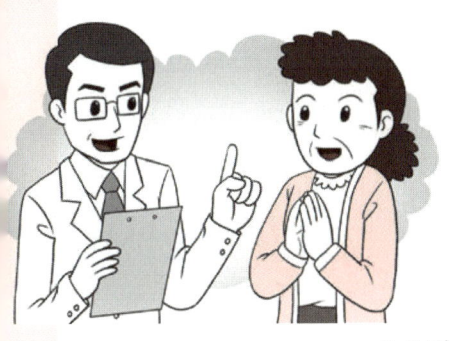

3-1 괴로운 떨림증상 이렇게 하자.
3-2 발이 떨어지지 않아 괴롭다.
3-3 약효가 이전 같지 않다.
3-4 느려지는 동작은 이렇게 대처하자.
3-5 변비치료의 핵심은 식이섬유
3-6 빈뇨와 긴급뇨, 야간 다뇨는 도구를 활용하자.
3-7 불면증이 시작되면 낮 졸음부터 극복하자.
3-8 우울증이라 생각되면 밖으로 나가자.
3-9 참기 힘든 이상운동증, on-off 증상은 이해의 폭을 넓혀야 한다.
3-10 부종에는 적극적으로 대처해야 한다.
3-11 파킨슨병 외의 다른 병이 파킨슨병을 악화시킨다.
3-12 삼킴장애(연하장애)는 음식물의 점도를 조절하자.
3-13 환시, 환청, 환각를 인정해주어야 한다.

03 불편한 증상에 어떻게 대처해야 하나요?

3-1 괴로운 떨림증상 이렇게 하자.

초기 파킨슨병에서는 약물복용으로 어느 정도 떨림에 대한 효과를 볼 수가 있다. 그러나 2기 이상으로 진행이 되면, 양측에서 증상이 나타나면서 떨림을 효과적으로 제어하기가 어렵게 된다. 이런 경우는 억제되었던 파킨슨병이 다소 진행이 되기 때문에 발생하며, 근원적인 치료제가 아니기 때문에 약효가 떨어지게 된다. 약을 증량하게 되면 증량 초기에 조금 진정이 될 수 있겠지만, 향후 진행과 증량이라는 악순환이 반복되므로 좋은 방법만은 아니라 하겠다. 파킨슨병 환자의 70~80%에서 떨림이 나타난다. 그러나 떨림이 많은 환자들은 향후 보행장애가 오는 확률이 적은 편이다. 보행장애는 떨림보다 훨씬 심각한 문제를 일으키게 되므로 희망을 가지고 이겨내는 편이 중요하다. 파킨슨병의 떨림과 구분하여 몸 전체 또는 상체나 머리 등이 큰 동작으로 흔들리는 증상은 약의 장기복용에 의하여 나타나는 이상운동증으로 떨림과는 본질적으로 다르다. 레보도파 합제 하루 용량을 600mg이상 초과하여 장기복용 시 이러한 증상이 출현하게 된다. 오히려 파킨슨병의 떨림보다 불편을 초래할 수도 있다. 이상운동증의 괴로움은 반드시 의료진과 상의하면서 약물의 용량을 조절하도록 해야 한다.

◆ 대부분의 떨림은 안정 시 많이 나타나지만 주로 정신적 긴장, 대인관계, 몸과 마음의 피로 시 더 심해진다. 전편에 서술한 종교적 기도, 호흡명상, 좋아하는 취미 활동에 집중을 통하여 어느 정도 감내해 나가는 것도 미래적 관점에서 파킨슨병을 관리하는 지혜가 될 수 있다.
◆ 항콜린제 사용을 검토해본다.
◆ 약물로서 더 이상 효력이 없다면 뇌심부자극술을 고려해본다.

불편한 증상에 어떻게 대처해야 하나요?

3-1 괴로운 떨림증상 이렇게 하자.

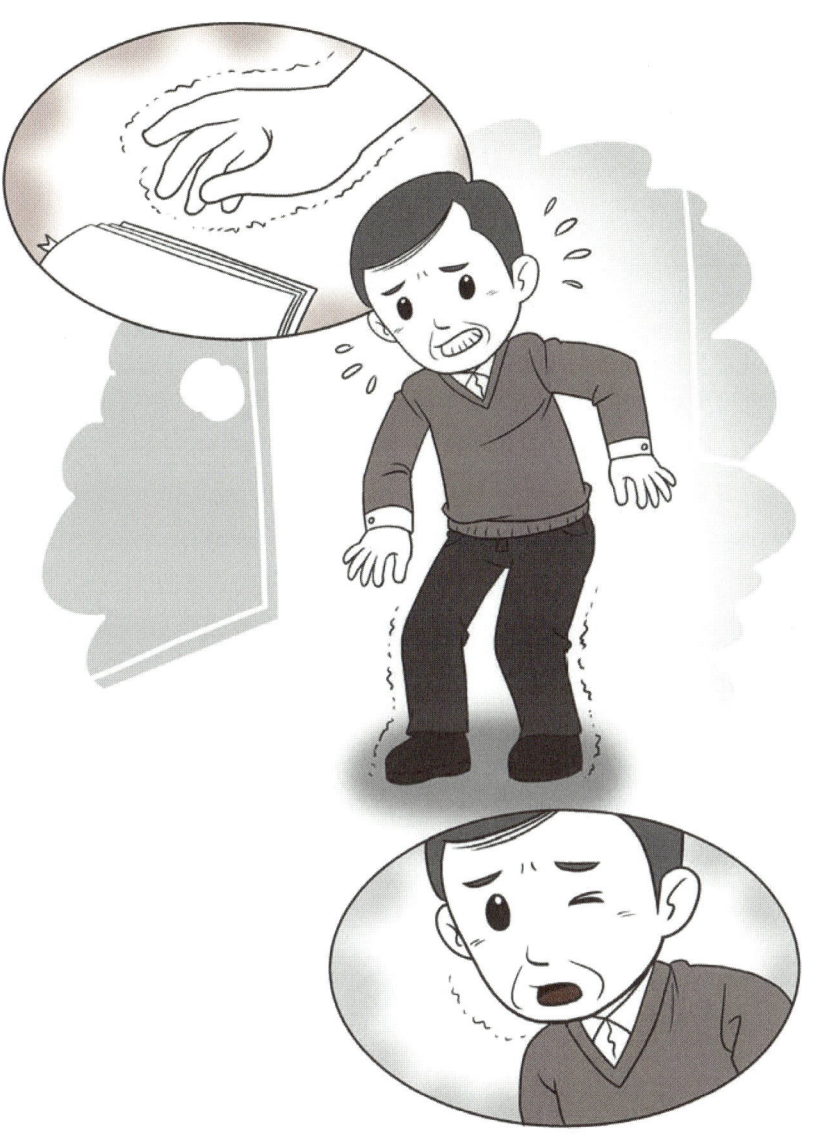

47

3-2 발이 떨어지지 않아 괴롭다.

첫 걸음이 잘 떨어지지 않는 현상은 파킨슨병 3기 전후로 자주 나타난다.

이를 '동결현상'이라 하는데 이 또한 약물의 장기복용과 관련성이 있다. 첫발을 내디디려 해도 의지와는 반대로 걸음이 떨어지지 않고 초초해지며, 더 움직이기 어려워지게 된다. 이런 상황이 반복되면 자신감이 결여되어 외출을 꺼리게 된다. 파킨슨병 초기에는 거의 나타나지 않으며 진행이 되면서 항파킨슨제제에 대한 효율이 감소하면서 나타난다. 약물을 증량하거나 다른 약물을 병행하면 어느 정도 개선이 될 수도 있으나 증량초기에만 효과가 있을 뿐, 근본적 개선이 되는 것은 아니므로 의료진과 충분한 상담이 필요하다.

◆ 동결현상에 대한 심리적 압박으로 외출하지 않는 것은 반드시 극복해야 한다. 약물이 on 되는 시간을 파악한 후 이 시간을 적극 활용하여 밖으로 나가야 한다. 동결이 나타나면 몇 번 심호흡을 해보고 시도하거나 제자리에서 발을 가볍게 구른 후 발을 내밀어 보자. 또는 뒤로 한 걸음 물러난 후 앞으로 걸어보다. 파킨슨병 환자는 옆으로 걷는 것은 조금 쉽게 되므로 급할 때는 옆으로 걸어 본 후 동결이 풀어지면 다시 앞으로 걸어본다.

불편한 증상에 어떻게 대처해야 하나요?
3-2 발이 떨어지지 않아 괴롭다. 3-3 약효가 이전 같지 않다.

3-3 약효가 이전 같지 않다.

도파민제제를 오래복용하면 복용 후 1~2시간은 몸이 정상처럼 편하고 가벼운데, 그 후 몸이 무겁고 움직임이 둔해진다. 또한 이전보다 약효의 지속시간이 점점 짧아지면서 이전보다 불편함을 느끼게 된다. 이러한 현상은 약효소실현상이라 하며 약물복용 후 5년이 지나면 나타나게 된다. 이러한 현상은 파킨슨병이 진행되는 질환이고, 상용되는 레보도파제의 짧은 반감기 등이 원인으로 지목되고 있다. 종종 의료진의 의견을 무시한 채 고용량으로 레보도파를 복용하게 되면 초기에 효과가 매우 좋아 증상이 개선되는 것 같아 보이지만, 다른 환자보다 빨리 이런 현상이 출현하여 당황하게 된다. 레보도파 하루 최고량을 600mg이하로 억제하면, 약효소실현상의 조기출현을 어느 정도 지연시킬 수 있다. 보통 복약 후 1시간이 지나면 약효가 나타나면서 4~6시간 지속되지만, 고용량 투여를 하게 되면 약효가 나타나자마자 바로 효과가 떨어지게 된다.

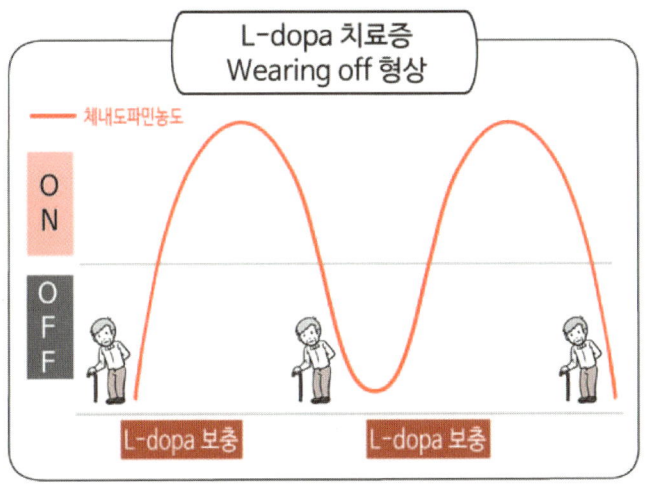

◆ 레보도파제의 용량은 반드시 의료진의 판단에 따라 복용하고 임의로 조정하지말자. 평소 실수에 대하여 관대하지 못하거나 완벽을 추구하는 환자들의 경우, 임의로 용량을 늘려 이런 현상이 3년 내 나타나고 오히려 진행이 빠른 경우가 있다. 최근에는 레보도파 양을 줄이고 효현제 중 지속시간이 긴 약물을 사용하여 이를 개선시키려는 노력을 하고 있다. 항파킨슨제 외에 다른 질병으로 약을 복용하는 경우, 위장문제로 제산제를 복용하는 경우, 레보도파의 흡수에 문제를 발생시킬 수 있다. 복용시간의 간격을 최대한 늘리거나 의료진과 약물에 대한 상의를 하도록 하자.

3-4 느려지는 동작은 이렇게 대처하자.

서동 또는 운동완만은 파킨슨병의 3대증상이다. 이전보다 단추를 꿰는데 시간이 더 걸리고 출근하는데 준비시간이 부족해지고, 컴퓨터 자판 작업에서 오타가 많이 나거나 같은 키를 지속적으로 누르게 된다. 목소리는 작아지고 눈의 깜박임이 적어져 주위에서 화가 난 사람처럼 오해를 받기도 한다. 침의 양은 적어졌는데 가끔 침을 흘리게 되기도 하고 입안에 침이 고이기도 한다. 움직임의 시작과 실행이 느려지는 전형적 현상이다. 서동증은 환자가 말로 표현하기 가장 어려운 증상으로 지속적이면서 만성적 피로감, 발한과다로 이어지기도 한다. 그러나 서동증이 발생하는 환자는 가장 불편한 증상인 떨림 증상 빈도가 상대적으로 낮은 편이다.

◆ 하루 시작을 1시간 먼저 시작하자. 이동을 해야 한다면 더 여유 있게 시간을 조정하자. 만약 운전을 해야 한다면, 덜 붐비는 시간을 정하고 더 여유 있는 시간을 가지고 차량 간 거리를 평소보다 길게 잡아보자. 전술한 바와 같이 서동증이 주증인 경우 외부의 시선에 자극을 덜 받으며, 가장 불편함을 초래하는 떨림증상의 출현이 적은 것을 위안으로 삼아보자.

3-5 변비치료의 핵심은 식이섬유

변비는 파킨슨병에서 매우 흔한 질환이다. 서동증과 더불어 위, 장관의 운동저하로 50%이상의 환자에서 변비가 나타난다. 파킨슨병의 진단 지표인 루이소체가 뇌

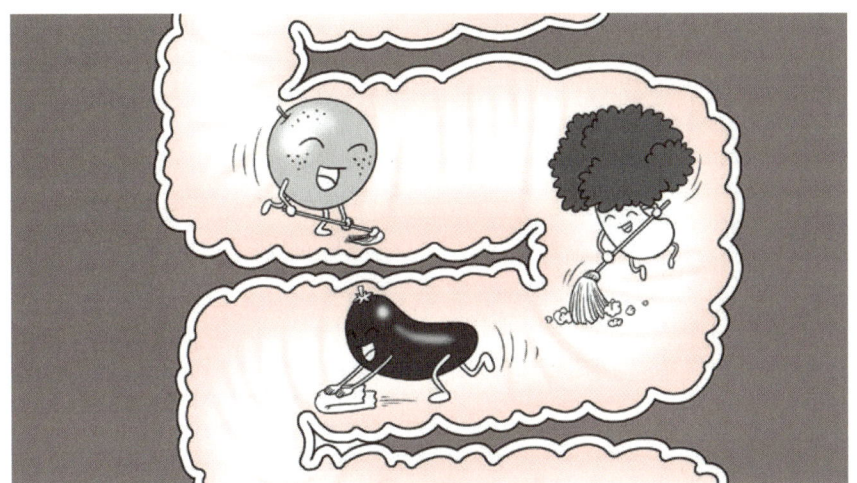

의 흑질과 장의 신경세포, 제3천추 분절에서 관찰되는 것으로 보아 변비는 파킨슨병과 많은 상관관계가 있는 것으로 보인다. 실제로 본원에 내원하는 많은 환자들이 진단 전후로 변비의 병력을 가지고 있다. 변비는 반드시 주치의와 상의하면서 적극적으로 대처해야한다. 거대결장, 치루 항문열상, 일시적 혈압상승, 운동능력저하의 주 원인으로 작용할 수 있기 때문이다.

◈ 변비 치료에 장기적인 약물복용보다는 다음의 생활요법에서 답을 찾아보자.
◈ 육류의 식이섬유는 0이다. 무 말린 것, 바나나, 마늘 구운 것, 콩, 케일 등 야채와 과일을 적극 섭취하자.

◆ 본인에게 적용해보고 맞다면 요거트, 두유를 마셔보자.
◆ 아침식사는 반드시 하자. 위장의 반사작용에 도움이 된다.
◆ 매일 일정한 시간에 화장실에 가보자.
◆ 정심체조와 활보장을 꾸준히 한다.
◆ 더 많은 양의 제철과일과 야채를 먹도록 하자.
◆ 꼭 필요하지 않다면 항콜린제 복용을 재검토 해보자.

3-6 빈뇨와 긴급뇨, 야간 다뇨는 도구를 활용하자.

비뇨기계이상은 파킨슨병 환자 60~70%에서 나타난다. 밤에 소변을 자주 보는 것이 첫 증상이다. 증상이 더 심해짐에 따라 낮에도 소변을 더 자주 보게 되고, 소변을 잘 참지 못하게 된다. 갑작스런 요의로 실수를 하는 긴급뇨로 발전하게 된다. 중요한 것은 증상의 원인이 비뇨기계의 이상인지 먼저 감별하도록 해야 한다. 비뇨기계 이상이 아닌 경우, 요도괄약근의 약화와 낮은 도파민 농도로 인한 배뇨근 반사항진이 원인이므로 주치의와 약물에 대한 상담을 해야 한다. 특히 항콜린제는 배뇨에 이상을 줄 수 있기 때문에 반드시 체크하도록 하자. 야간 빈뇨는 수면장애를 유발하고 주간의 무력감으로 이어져 진행에 영향을 미칠 수 있으므로 현명히 대처해야 한다.

◆ 야간 빈뇨 시 이동용 화장실이나 변기를 비치해두자.
◆ 저녁 식사 후 수분섭취를 줄이고, 낮 사이에 조금 더 물을 마시도록 하자.
◆ 가을, 겨울의 건조한 야간에는 가습기를 활용해 건조 감을 줄여보자.
◆ 항콜린제 사용을 재검토 해보자.

불편한 증상에 어떻게 대처해야 하나요?
3-6 빈뇨와 긴급뇨, 야간 다뇨는 도구를 활용하자.

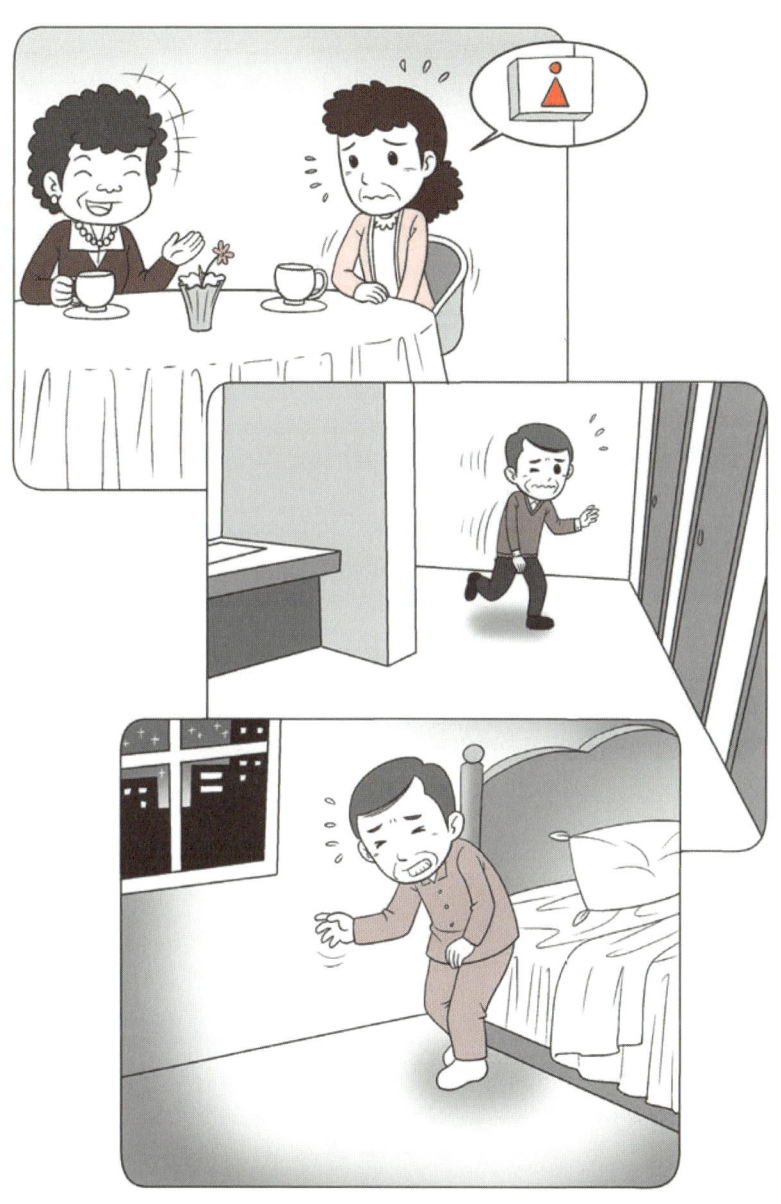

3-7 불면증이 시작되면 낮 졸음부터 극복하자.

파킨슨병 환자의 수면문제를 발생시키는 요인은 다양하다. 빠른 안구운동 행동장애(REM behavior disorder, RBD) 즉 수면불안증, 하지불안증후군, 수면무호흡증, 통증, 진전으로 인한 몸체의 불안, 약효의 지속시간 등이 영향을 미친다. RBD는 수면 중에 소리 지르기, 돌아다니기, 대화하듯 중얼거림 등의 증상으로 진단 전부터 출현하기도 한다. 하지불안증후군은 20%의 파킨슨병 환자들에게 나타난다. 수면 중 다리가 거북하고, 벌레가 기어 다니거나, 스물거리는 듯한 불쾌감을 호소한다. 수면장애들은 진행과 더불어 오는 자율신경계의 이상으로 인한 각성기전의 이상을 원인으로 보고 있다.

기면증은 불면증, 복용중인 약물, 수면장애에서 발생한다. 문제가 되는 원인 파악과 이에 대한 현명한 대처가 필요하다.

◆ 카페인 음료를 피하자.
◆ 낮잠이나 낮졸음을 극복하자.
◆ 수면제 복용은 낮졸음이나 정신착란, 방향감각상실의 우려가 있으므로 가급적 피하자.
◆ 낮 동안 정신적, 육체적 활동량을 반드시 유지하자.
◆ 아침 늦게까지 자는 것을 피하자.
◆ 저녁 식사 후 미지근한 우유 반잔에 적상추, 키위, 바나나를 조합해 먹어보자.
◆ 수면장애의 원인이 파킨슨병 때문이라면, 취침 전 도파민 서방형제를 검토해 보자.
◆ 일찍 잠에서 깬 후 다시 잠 들기 불편하다면, 레보도파제를 씹어 먹거나 오렌지 주스에 녹여 복용해보자.
◆ 위 방법이 효과적이지 않다면 주치의와 수면제 복용을 상담해보자.

불편한 증상에 어떻게 대처해야 하나요?

3-7 불면증이 시작되면 낮 졸음부터 극복하자.

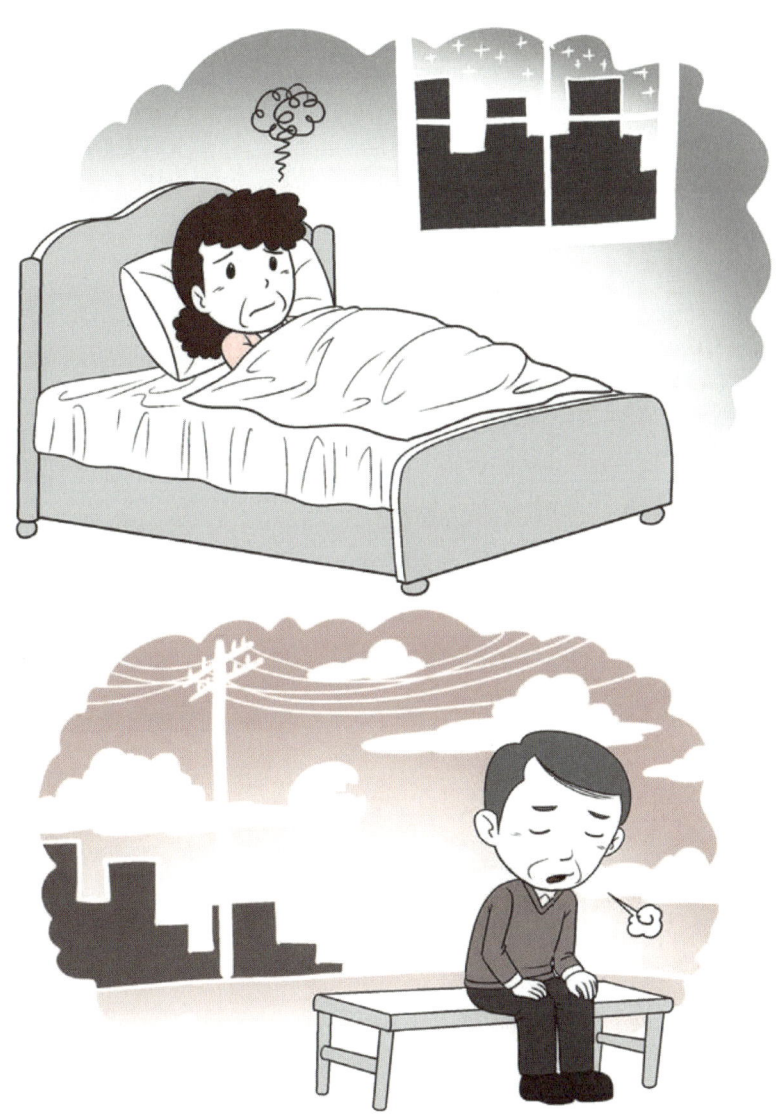

3-8 우울증이라 생각되면 밖으로 나가자.

파킨슨병 진단 후 환자들은 혼란스럽다. 보편적으로 알려진 질환도 아니고, 주변에 앓고 있는 사람도 많지 않아 인터넷을 통한 상업적 정보로는 세세한 부분까지 알 수도 없다. 평생을 앓고 가야 한다는 부담감, 진단의 정확성에 대한 의구심, 경제적인 문제, 직장과 가족과의 관계 등으로 말하기 힘든 고통을 겪는다. 파킨슨병 환자의 40~50%에서 우울증을 경험한다. 우울증의 원인은 진단 후 변화되는 상황과 흑질 신경세포의 사멸과 더불어 세로토닌(serotonine)의 분비저하가 원인이다. 우울증이 있는 파킨슨병 환자들에게서는 세로토닌의 주요대사 산물인 뇌척수액 5-HIAA의 수준이 낮게 나타난다. 즉 뇌 내부의 내인성과 외부 환경에 대한 외인성의 양측이 모두 원인으로 작용한다는 것이다. 항우울제는 파킨슨병과 연관된 우울증에 비교적 양호한 효과를 나타낸다.

◆ 항우울제, 세로토닌 재흡수 억제제는 비교적 효과가 좋다. 필요시 처방을 받자.
◆ 우울감이 밀려올 때는 밖으로 나가자. 따뜻한 햇살을 받으며 걸어보자.
◆ 나와 교감이 잘 되는 친구를 한 명이상 만들어 보자.
◆ 조건이 된다면 애완견을 길러보자.

> 불편한 증상에 어떻게 대처해야 하나요?
> 3-8 우울증이라 생각되면 밖으로 나가자, 3-9 참기 힘든 이상운동증, on-off 증상은 이해의 폭을 넓혀야 한다.

3-9 참기 힘든 이상운동증, on-off 증상은 이해의 폭을 넓혀야 한다.

초기 파킨슨병 환자들과 도파민과의 만남은 밀월의 시기와 비슷하다. 증상완화에 한정된 대증요법의 특성상 레보도파요법은 최선의 표준 치료로 생각된다. 그러나 진행되는 뇌 신경계의 질환이어서 약물의 증량이 이루어져야 한다는 점, 뇌에서 분비되는 도파민 외 수많은 신경전달물질의 일부만 보충할 수 밖에 없는 한계점, 도파민분해 과정 중 나타나는 독소, 레보도파의 짧은 반감기 등은 필연적으로 부작용이 수반된다. 그 대표적 증상이 이상운동증과 on-off증상이다. 복용 후 3~5년이 지나면, 복용 후 증상이 유지되는 on시기와 약효가 없어지는 off시기를 경험하게 된다. 그러나 이보다 더 불편한 현상은 온몸이 뒤틀리는 이상운동증이다. 우리가 주의깊게 살펴보아야 할 부분은 치료 초기 레보도파에 좋은 반응을 보였던 환자들과 조기발병 파킨슨병 환자들에게서 오히려 더 잘 나타날 수 있다는 점이다. 치료 초기 약물요법에 너무 의지하거나 의료진의 지시를 무시하고 고용량을 고집하는 경우에 특히 주의 깊게 살펴보아야 한다.

이상운동증은 크게 두 부류로 분류된다. 최고용량 이상운동증과 최저용량 이상운동증인데, 이상운동의 발현시기가 도파민의 체내 함량의 최고점, 최저점에서 나타난다. 초고용량 이상운동증이 더 빈발하는데 사지, 몸통, 머리 등이 흔들리고, 뒤틀리고, 의자에서 몸을 회전하는 등의 여러 양상들을 나타난다. 이 증상들은 용량을 감량하면 줄어들 수는 있다. 그러나 온 몸의 무력감이 심해지는 불편함이 초래되어 이 둘 사이의 적정선을 찾아야 한다. 최저용량 이상운동증은 주로 이른 아침이나 한 밤중에 발생한다. 근육이 수축되고, 발바닥이 구부러지고, 발이 안쪽으로 꼬여드는데, 간혹 장딴지의 통증으로 잠을 깨기도 한다.

◆ 진단 초기에 약물복용으로 증상이 획기적으로 개선됨에 감사하면서 반드시 항노화 방향의 일상생활을 유지하자.

◆ 주치의 처방 용량을 지켜야 한다.
◆ 최저용량 이상운동증일 경우, 약물의 복용시간을 약간 늦은 저녁시간으로 조정해 보자.
◆ 효능 off시기와 이상운동증 간에 약물의 균형점을 찾아본다.
◆ 셀레질린(Selegiline), 콤트억제제(COMT), 아만타딘(Amantadine)의 추가처방을 고려한다.
◆ 가능하다면 레보도파제제의 양을 감량해본다.
◆ off시기 발현 20분전에 약물을 복용하거나, 정제를 씹어 먹거나, 오렌지 주스에 용해 후 복용해본다.

3-10 부종에는 적극적으로 대처해야 한다.

운동신경의 퇴화와 더불어 자율신경도 영향을 받기 시작하면, 자율신경장애가 나타나는데, 가장 중요하게 관리해야 할 증상이 부종이다. 부종은 모세혈관의 움직임이 저하되면서 주로 3기 이상에서 보행장애와 더불어 나타난다. 손발의 시림, 동상, 혈관돌출도 같은 부류의 문제증상이다. 간혹 아만타딘의 부작용으로 나타나기도 하므로 원인에 대한 관찰이 필요하다. 평소 고혈압이나 신장, 심장의 문제가 있다면 이 부분부터 체크해보아야 한다. 다른 한 측면은 움직임과 활동성의 저하다. 신장에서 걸러낼 수 있는 혈액의 양은 한정되어 있는데 적은 움직임으로 독소가 너무 방대하면, 이러한 독소는 그대로 혈액에 남아 하지로 몰려들어 부종을 발생시킨다. 만약 이러한 독소가 심장이나 폐에 영향을 미친다면, 심근경색, 심장마비, 폐부종의 원인이 되어 치명적 문제를 발생시킬 수 있다. 부종에 특별히 관심을 가져야 하는 이유이다.

불편한 증상에 어떻게 대처해야 하나요?

3-10 부종에는 적극적으로 대처해야 한다

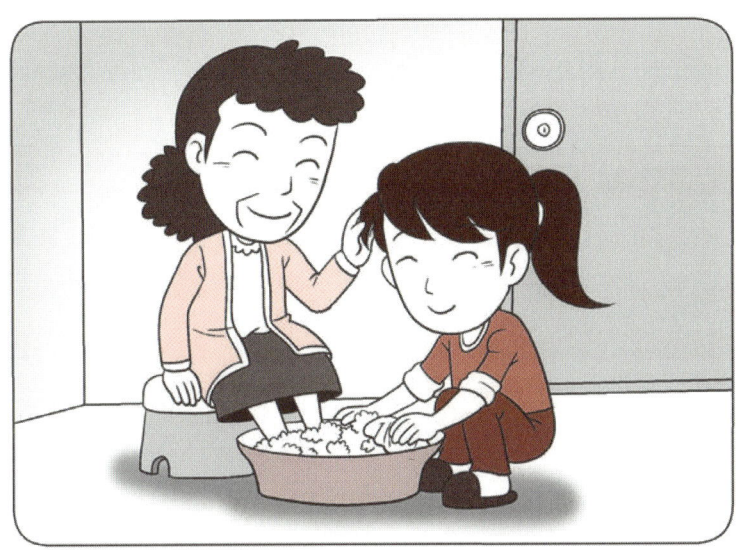

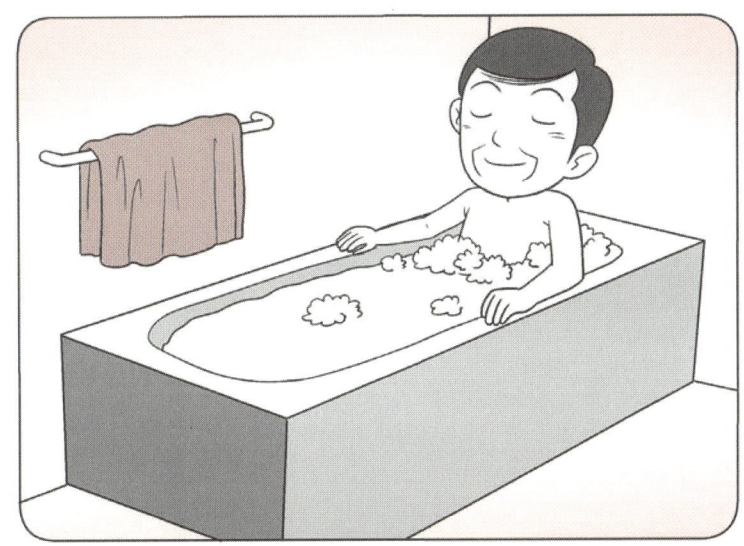

◆ 복용중인 약물 중 아만타딘이 원인인지 확인하자.
◆ 잠들 때 발을 무릎보다 높이하자.
◆ 심장, 신장기능을 체크해보자.
◆ 이뇨제 투여는 주치의와 신중히 결정하자.
◆ 족욕, 반신욕을 하자.
◆ 모관운동이 효과적이다.

3-11 파킨슨병 외의 다른 병이 파킨슨병을 악화시킨다.

　파킨슨병의 국내 평균발병 연령은 64.1세다. 2019년 대한민국 기대수명은 82.4세로 보고되고 있다. 이를 감안한다면, 진단 후 약 18년 동안을 파킨슨병을 관리하면서 살아가야 한다는 것이다. 자연스럽게 성인병, 근골계질환, 순환계 질환들이 드나들면서 일부 병은 지병으로, 일부 병은 낫게 되는 과정을 반복하게 된다. 그렇지만 우리 몸은 전일체다. 뇌의 병, 허리의 병이 그 부위에 한정되는 것이 아니라 상호 주고받게 된다. 예상하지 못한 증상이 출현하기도 한다. 이때 '파킨슨병과 관계 없겠지.', '말하면 주위사람에게 걱정을 끼칠 텐데.'라고 하는 것은 좋지 않다. '부부관계를 하는 것은 해로울 거야.', '운전은 나에게 사치일거야.'라는 사소한 걱정도 상담해보자. 주치의나 담당 의료진은 다양한 환자를 진료하고 있기 때문에, 충분한 경험과 해결법을 가지고 있다. 허리 수술은 간단하다. 그러나 수술 후 복잡한 결과들이 다양하게 나타난다. 협착증 증상은 명료하게 관리하는 방법이 있다. 그러나 주치의가 환자의 상태를 알지 못하면 해결되지 않으면서 걷기운동의 실천에 문제가 생겨 파킨슨병의 악화를 초래할 수 있다. 약물의 추가로 단일 질병이 해결될 수도 있으나, 복용중인 수많은 약물들의 상호작용과 예측할 수 없는 문제점을 낳게 된다. 환자와 의료진과 가족의 신뢰관계를 기반으로 하는 삼각관계가 무엇보다도 중요하다.

불편한 증상에 어떻게 대처해야 하나요?

3-11 파킨슨병 외의 다른 병이 파킨슨병을 악화시킨다.　3-12 삼킴장애(연하장애)는 음식물의 점도를 조절하자.

◆ 파킨슨병 외 다른 질병도 꼭 같이 관리해야 한다.
◆ 질병에 따른 약물복용 외 다른 대안이 있는지 알아보자.
◆ 불편한 증상은 반드시 의료진에게 문의해 보자.
◆ 국내 의료진은 항상 시간이 부족할 수 있다. 진료 전 상담내용 목록을 정리해 효율적으로 질문하자.

3-12 삼킴장애(연하장애)는 음식물의 점도를 조절하자.

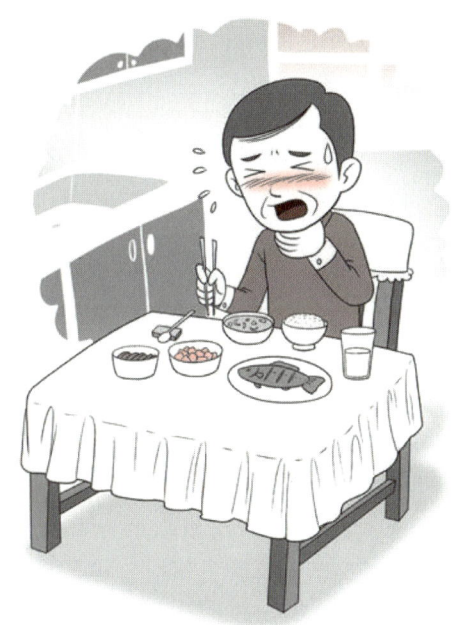

파킨슨병 환자들에게서 침흘림 증상이 나타날 때가 있다. 대부분 환자들이 처음부터 침흘림을 나타내지는 않는다. 최고 2기 이상이 경과될 때, 밤 시간부터 침흘림 증상이 출현하다가 낮에도 침흘림증상이 나타나게 된다. 이러한 증상은 진행과 더불어 자율신경의 기능이 저하되고, 목 안쪽에 있는 근육의 움직임이 저하되어 나타난다. 파킨슨병의 진단지표인 루이소체들이 연하곤란이 있는 환자들의 식도 근신경총에서 발견되는 것으로 보아, 침흘림은 파킨슨병 진행성증상에는 의심의 여지가 없다. 삼킴장애의 가장 큰 문제는 침흘림보다 음식물의 기관지로의 유입이다. 이 경우 흡입성폐렴을 일으키게 되어 자칫 치명적 결과를 초래할 수 있기 때문에, 홀로 기거하는 환자들에게는 깊은 주의가 필요하다. 가족들은 평소 잦은 사레가 걸리는지 여부를 잘 관찰하고 의료진과 상의해야한다.

◆ 딱딱한 음식은 주의하자.
◆ 분말형태의 약은 알약으로 처방받도록 하자.
◆ 알약 개수가 많으면 한 개씩 삼키도록 하자.
◆ 식사나 약 복용 전, 차가운 물을 조금 삼키게 하여 구개인두를 자극하자.
◆ 잘게 썰거나, 오래 삶거나, 녹말가루에 타서 걸쭉하게 먹어보자.
◆ 맑은 미음은 오히려 더 좋지 않다.
◆ 걸쭉한 죽, 요플레, 젤 형태가 오히려 삼킴장애에 도움이 된다.
◆ 타액선에 보톡스(botulinum toxin) 주사요법이 도움이 될 수 있는지 주치의와 상의하자.

3-13 환시, 환청, 환각을 인정해주어야 한다.

환시나 환각, 환청은 파킨슨병에서 나타날 수 있는 증상 중 하나로, 보행장애를 동반하는 3기 전후에 많이 나타난다. '고양이나 개 등 동물들이 주위에 앉아 있다.', '조상이나 알지 못하는 사람이 소파에 앉아 있다.', '이상한 벌레가 몸을 기어 다닌다.', '음악소리가 시끄럽게 들린다.' 등의 다양한 착란을 호소한다. 환각증상보다 조금 더 심한 경우 과대망상, 피해망상이 발현될 수 있다.

그러나 이런 증상이 나타나기 전 의료진은 먼저 증상에 대한 출현 가능성을 설명할 것이다. 만약, 설명을 듣지 않았다면 바로 주치의와 상의해야 한다. 파킨슨병의 진행성 증상과 약물의 부작용이 원인이므로 적절한 조치가 필요하다. 만약 환시의

불편한 증상에 어떻게 대처해야 하나요?
3-13 환시, 환청, 환각을 인정해주어야 한다.

증상이 심각해지면 복용중인 약물 중 항콜린제나 아만타딘의 계속복용 여부를 주치의와 상의하도록 하자. 망상증은 항파킨슨제제를 감량하거나 대체함으로써 증상을 개선시킬 수 있다.

◆ 환자의 환각증상에 대해 가족들이 인정해 주는 유연성이 필요하다.
◆ 점점 시간이 흐르면서 환자 본인도 약물의 부작용으로 실제 현상이 아님을 알게 되면 편안해 질 것이다.
◆ 필요시 주치의와 약물에 대한 조정을 상의해보자.
◆ 아만타딘, 항콜린제, 도파민효현제, 레보도파제제 순으로 감량을 고려해 본다.

04

4-1 파킨슨병 원인의 원인

4-2 내가 먹었던 것이 지금의 바로 나

4-3 올바른 걷기 운동

4-4 명상, 단전호흡의 효과

4-5 파킨슨병에 효과적인 음식

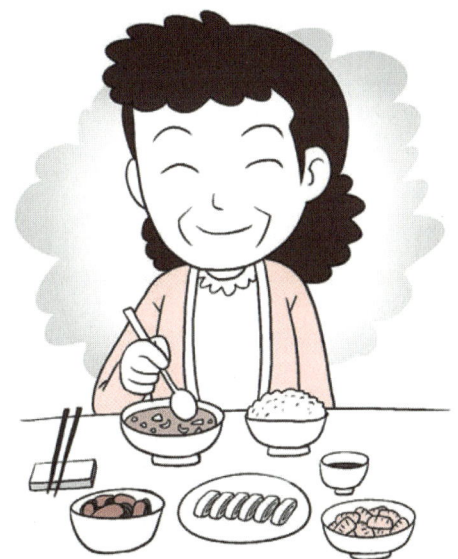

04 음식조절과 운동이 효과가 있을까요?

4-1 파킨슨병 원인의 원인

모든 신경과 신경사이는 마치 열차의 레일처럼 약간 틈이 벌어져 있는데 이를 '시냅스(synapse)'라 한다. 신경의 전도를 위해서는 시냅스 사이를 연결시켜주는 신경전달물질이 필요한데, 각각의 신경들은 각각 배타적이면서 선호하는 하나 또는 공동의 신경전달물질에 의해서 신경전도를 한다. 중간뇌의 흑질에서 선조체의 신경전달은 도파민(dopamine, $C_8H_{11}NO_2$) 이라는 신경전달물질에 의해 매개되는데, 도파민은 흑질이 60~80%이상 죽기 전까지는 분비가 잘 되게 프로그래밍 되어있다. 이런 정도 사멸된 흑질의 상태는 인간이 자연적으로 나이를 먹은 120세 정도에 해당하므로 평균수명에 의한 사망이라면 문제가 없을 것이다.

그러나 어떤 원인에 의해 흑질이 과다하게 죽게 되면, 흑질에서 도파민의 분비가 적어지게 되고, 흑질에서 선조체로의 신경 정보의 명령이 전달되지 않게 되며, 이러한 이유로 특징적인 파킨슨병 증상이 출현하게 된다. 뇌를 포함한 신경계는 모두 거미줄처럼 무한하게 연결되어있다. 흑질이 카테콜아민계(catec holamine) 도파민성 신경이라면, 척수와 뇌간은 아세틸콜린성(choline acetyl) 뉴런이며, 세레토닌성(serotonin) 뉴런, 아미노산성(amino acid) 뉴런 등이 서로 다른 신경전달물질을 통해 상호 연결된다. 흑질의 도파민에 문제가 발생하여 농도가 떨어지면, 노르에피네프린, 세로토닌 같은 다른 신경전달물질의 농도도 같이 저하되면서 운동명령 뿐 아니라 감정적 문제, 자율신경의 문제가 같이 발생하는 것이다.

레보도파가 발견되기 전 파킨슨병 환자들의 삶은 무척 고단하였으며 평균수명도 무척 짧은 편이었다. 도파민제제와 도파민 효현제의 발견은 10년 가뭄 끝에, 바짝 말라버린 메마른 저수지까지 넘치도록 채워지는 단비 그 자체였다. 불편했던 떨림,

음식조절과 운동이 효과가 있을까요?
4-1 파킨슨병 원인의 원인

서동, 관절의 경직 등이 호전되기 시작한 것이다. 그러나 수년이 지나자 문제점과 한계점이 나타나기 시작하고 부작용까지 나타나게 되었다. 더 불편한 진실은 도파민제제의 획기적인 효과에도 불구하고 질병의 진행에는 아무런 도움이 되지 않는다는 사실이다. 수많은 과학적 연구와 눈부신 성과와 인터넷 상을 도배하는 신약, 신기술도 근본적 해결책을 제시하지 못하고 있는 실정이다.

그러면 우리들은 의문표를 던지게 된다. 1921년 BCG의 발견으로 결핵을 예방할 수 있었고, 1960년 소아마비 백신으로 소아마비를 예방할 수 있게 되었듯이 왜 파킨슨병은 그러한 처방책이 나오지 않는가? 필자는 오랫동안 수많은 파킨슨병 환자들을 진료하면서 동기나 원인에 대하여 파악을 해보았다. 유전적 인자를 가지고 있는 조기발병 파킨슨병 환자를 제외하고, 대부분의 환자들의 공통점은 *심신의 과로*였다. 또한 심신의 과로 형성인자는 시댁과의 지속적인 갈등, 승진에 대한 과도한 스트레스, 지속적인 업무과다, 남편과의 끊임없는 논쟁적 관계, 반복되는 수술로 인한 심신의 피폐, 부모나 자녀의 심각한 만성 질병 등이었다. 필자가 보는 파킨슨병의 원인의 원인은 심신의 과로다. 따라서 과학적, 의학적 약물치료와 더불어 필수적으로 형성인자에 대한 상담치료와 개선방향에 대한 보조적 치료가 병행되어야 한다.

영진한의원에서 현재 치료종결된 10여 케이스를 살펴보아도 원인에 대한 치료와 보완적 치료가 얼마나 중요한지 알 수 있다. '치료종결'이란, 완치가 불가능한 파킨슨병의 특성상 또 다른 개념으로 도입된 용어다. 진단 후 1~3년 꾸준한 치료를 통하여 처방받은 양약의 도움 없이 증상이 거의 나타나지 않으면서 일상생활을 유지하게 되는 상태를 의미한다. 치료종결된 환자들은 치료와 더불어 원인 형성인자들에 대한 인지 및 병뿌리 제거가 이루어졌기 때문에, 근사완치가 이루어진 것이다. 이제 모두 원인의 원인 형성인자를 찾아보자.

4-2 내가 먹었던 것이 지금의 바로 나

파킨슨병환자가 먹어야 하는 음식이 도파민과 관련 있는 음식을 먹어야 하는가? 아니면 오장육부의 기능 활성화에 도움을 주는 음식을 먹어야 하는가? 몸이 불편한 사람이라면 작은 희망의 불씨가 되는 말이라도 관심을 가지게 된다. 그러나 근거가 불확실하더라도 적어도 효과적이어야 하며, 실제 도움이 되는 치료에 방해가 되지는 않아야 할 것이다. 도파민과 관련된 음식은 무수히 많다. 도파민은 단백질의 분해 형태인 아민(amine)이기 때문에 콩, 생선, 쇠고기, 잡곡, 땅콩 등 견과류 등에 분해되어 존재한다. 그런데 이러한 식품들만 많이 복용한다고 혈중 도파민의 농도가 높아지고 이에 따라 뇌 중뇌 영역까지 도파민의 농도가 높아지는 것일까? 또한 높아진 도파민 농도가 파킨슨병의 치료에 도움이 될 것인가? 실제로 도파민 부족문제는 의료진에게 처방받은 농축된 도파민제제나 도파민 효현제로 충분하다.

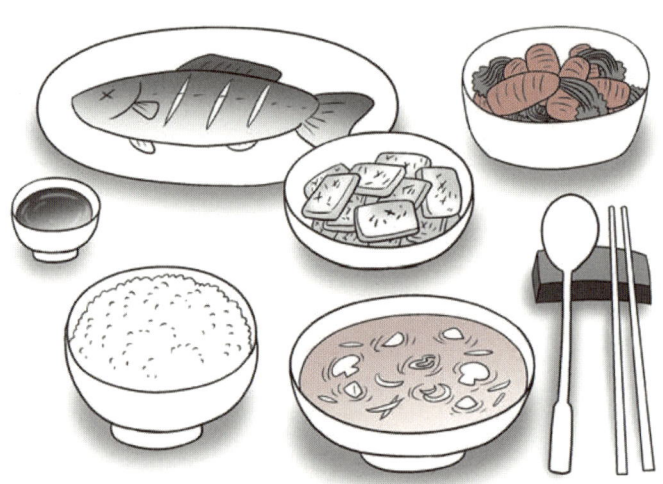

음식조절과 운동이 효과가 있을까요?
4-2 내가 먹었던 것이 지금의 바로 나

 그런데 이러한 허가받은 도파민 약물로도 잘 관리하기 어려운 질환인데 도파민 식품을 복용한다는 것은 이치에 맞지 않다. 도파민 식품을 복용하는 것보다 오히려 오장육부의 기능을 활성화하여 중뇌 흑질에 원활한 순환을 촉진시킴으로써, 흑질의 활성화를 유도하는 식이요법이 더 정확한 답이라 여겨진다.
 파킨슨병 진단 시, 뇌 흑질의 나이는 자연적으로 노화된 120세의 뇌 상태이다. 즉 어떠한 이유로 뇌부분만 노화가 촉진된 것이다. 세포들에는 각각 46개의 염색체가 있다. 각 염색체 끝 부위에 있는 텔로미어(telomere)라는 작은 덮개가 있어 세포분열을 가능하게 하며, 이 부분이 모두 없어지면 세포는 생명을 다하는 역할을 한다. 만약 텔로미어가 없어지는 속도를 느리게 할 수 있다면, 노화와 관련된 질환인 파킨슨병, 다계통위축증, 치매 등의 치료에 단서를 제공할 수 있을 것이다. 2000년대 초반 미국의 엘리자베스 블랙번박사(Elizabeth Black burn)는 캘리포니아 화이트 마운틴의 브리슬콘 소나무(bristlecone pine)를 주목했다. 이 소나무는 현재 수령이 거의 5000여년이 된 세계 최장수 나무로 기원전부터 그 자리에서 살아오고 있는 생명체다. 블랙번박사는 이 소나무의 뿌리에서 텔로미어를 다시 복제하는 '텔로메라제'라는 효소를 생성하고 있음을 발견하게 되었고 블랙번박사는 이 공로로 2009년 노벨의학상을 수상하였다. 그렇다면 어떠한 방법이 '텔로메라제'를 생성할 수 있을까? 그 후로 꾸준히 진행된 후속연구의 결과는 통곡물, 통밀, 야채, 과일을 주식으로 한 군은 텔로미어가 덜 줄어들거나 오히려 늘어나기도 하였고 이와 반대의 대조군은 쪼그라든 것을 관찰할 수 있었다. 즉, 건강한 생활방식이 세포노화를 역전시킬 수 있다는 의미이다.
 인류에게 재앙에 가까운 음식을 뽑는다면 백설탕, 백색 밀가루, 백미의 출현이다. 밀을 통체로 갈아서 만든 통밀은 비록 맛은 없었지만 풍부한 영양소를 제공하여 주었고, 사탕수수에서 추출한 흑설탕은 부족한 탄수화물을 보충해 주었고, 완전식품의 현미는 먹을거리를 구하는데 많은 시간을 절약하게 해 주었다. 그러나 외피층에 들어있는 수많은 영양소가 되는 진짜는 다 버리고 미감을 자극하는 단당류만을 섭취하게 되면서, 과거에 없었던 질병들이 재앙처럼 다가오게 된 것이다. 특히 백미는 죽어있는 식품이며 생명이 없다. 아래 그림처럼 대부분의 영양소가 함유된 현미가 생명이 있는 것이다.

특히 파킨슨병처럼 만성 질환이 있는 환자는 생명력이 내재된 음식을 섭취해야 한다. 현미, 통밀, 제철과일, 신선한 야채의 섭취가 치료의 시작이며 앞으로도 내 몸을 건강체로 만들어 준다.

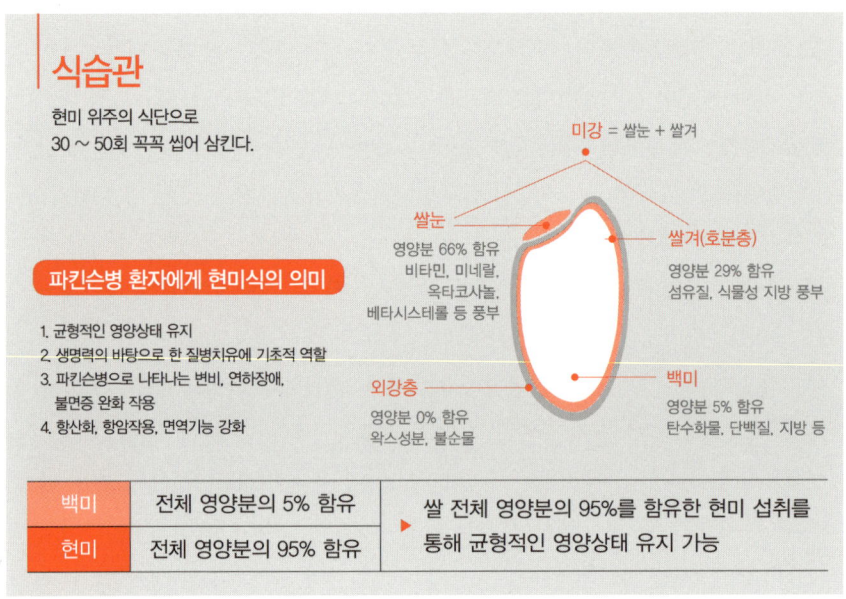

4-3 올바른 걷기 운동

3기 전후로 진행이 되면 파킨슨병 환자들의 보행이 문제가 시작된다. 우선 다리를 구부리고 등이 구부정해지므로 자세가 불안정해진다. 몸의 중심이 앞쪽으로 쏠

음식조절과 운동이 효과가 있을까요?
4-3 올바른 걷기 운동

리기 때문에 자주 넘어지게 되고 종종걸음이 심해진다. 간혹 종종걸음을 멈추지 못하게 되면, 걸음의 속도가 빨라지는 가속보행이 되어 어딘가에 부딪친 후 걸음이 멈추어지게 된다. 이러한 상황까지 가지 않게 하는 치료는 발병초기부터 이루어져야 한다. 약물치료와 더불어 운동요법이 병행되어야 이러한 상황을 미연에 방지할 수 있다. 가장 좋은 방법은 활보장이다. 부자연스러운 쪽의 팔다리를 더욱더 보폭을 크게 하고, 팔도 전후로 더욱더 흔들면서 걷는 것이다. 비단 낙상방지만을 위해서 걷기운동을 하는 것은 아니다. 파킨슨 환자들의 특성 상 활동량이 부족해지기 때문에 하지부종이 발생하며, 하지부종은 드물지만 심근경색, 심장마비, 폐부종의

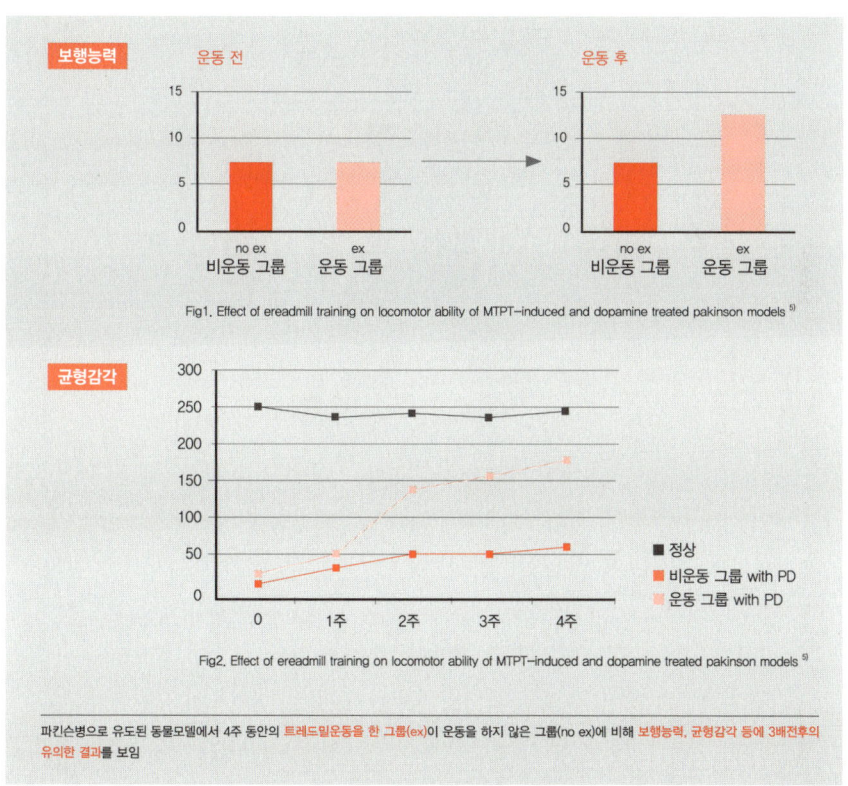

Fig1. Effect of ereadmill training on locomotor ability of MTPT-induced and dopamine treated pakinson models [5]

Fig2. Effect of ereadmill training on locomotor ability of MTPT-induced and dopamine treated pakinson models [5]

파킨슨병으로 유도된 동물모델에서 4주 동안의 **트레드밀운동을 한 그룹**(ex)이 운동을 하지 않은 그룹(no ex)에 비해 **보행능력, 균형감각** 등에 **3배전후의 유의한 결과**를 보임

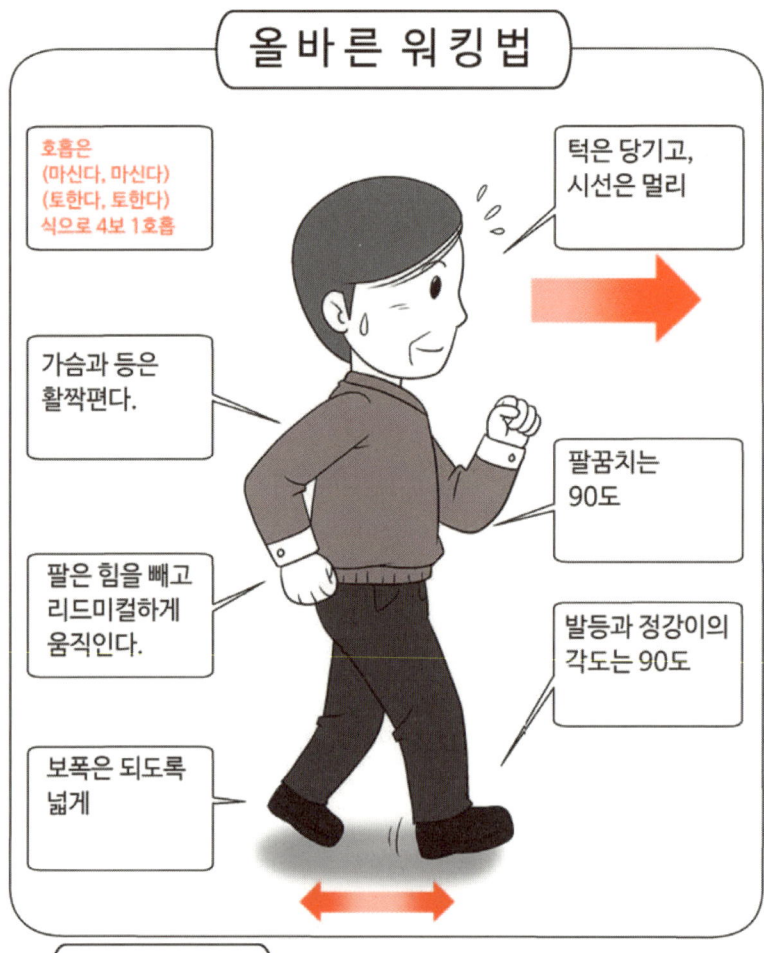

알맞은 보폭

보통 터벅터벅 걸을 때는 신장의 37% 폼의 보폭이지만 걷기 운동에서는 신장의 45%까지 넓게 걸을 수 있다면 이상적이다.
예) 신장이 170Cm 일때,
　　170X0.45=76.5Cm =〉 걷기보폭: 76.5Cm

원인이 되어 치명적인 결과를 초래한다. 더불어 근육양이 감소하여 하지위약과 무력증을 가속시키는 원인을 제공하기도 한다. 1주 3회 이상, 하루 30분 이상 걷기운동을 하되 피로감을 유발하지 않고, 낙상이 일어나지 않은 범위 내에서 꾸준히 시행하는 것이 최선이다.

이에 대한 과학적인 검증도 이루어져있다. 운동을 하는 그룹이 하지 않은 그룹에 비해 보행능력이 개선되며 균형감각 또한 뚜렷한 개선을 보이고 있다. 파킨슨 환자들에게 통증을 유발하는 근경직도 유의하게 개선되는 것으로 보고된다. 일반인에게도 꼭 필요한 항목이지만, 파킨슨병 환자들에게 운동은 반드시 필요하다.

4-4 명상, 단전호흡의 효과

파킨슨병의 근원적 원인은 심신의 과로임을 전반부에서 서술한 바 있다. 원인에 대한 치료적 접근 없이 증상완화에 대한 약물요법만을 시행하는 것은 진행될 수밖에 없는 길을 선택하는 것이다.

신체적 과로가 질병의 원인임을 인지하였다면, 일하는 시간을 단축시키는 방향이 실제적으로 실행되어야 한다. 근로시간을 단축하거나 노동의 강도를 낮추는 방법, 직장인의 경우 업무량이 적은 파트로 이동하는 방법, 사업의 확장성 보다는 보수적으로 운영하는 방안들을 고려함이 좋다.

다른 면에서 마음의 과로와 상처는 어떻게 할 것인가? 결혼 후 겪게 되는 문화적인 충돌과 갈등, 마음의 괴로움, 남편과의 갈등 등은 마음에 사진과 영상으로 가라앉아 있다가 어떠한 계기가 되면 다시 표면으로 올라와 심적인 과로를 형성하게 된다. 이러한 마음의 해결책으로 세간에서 '마음을 비워라.', '마음을 닦아라.' 조언하지만, 실제로 마음은 무엇이고, 마음을 어떻게 비워야 하는지 난감해 할 수 있다. 이에 대한 하나의 답이 '명상'이다. 그런데 냉철한 과학주의자들은 질병 치료에 명상하면 엉뚱하다고 생각 할 수 있다. 제도권 과학으로는 마음과 명상을 보는 현상을 설명할 패러

다임이나 체계가 없기 때문이다. 양자역학이 도래한지 이미 오래되었는데 '존재하는 것은 물질일 뿐', 또는 '그 존재가 물질에 의존한다.'는 유물론적 관점에만 얽매여 있다면 환자들의 마음을 읽기 어려울 것이다. 최근 현대 물리학과 초심리학에서 인정하고 있는 중요한 발견은 '마음'이 사물과 타인의 마음에 분명히 영향을 미친다는 사실이다. 따라서 긍정적 생각과 명상이 치유를 이끌어내는 중요한 방법이라는 사실이다. 그렇다면 명상은 어떻게 질병치유에 도움을 주는 것일까? 지구에서 인간을 포함하는 모든 생명체는 우주가 있어서 우주에서 생성된 것이다. 우주는 모든 생명의 본질이며 에너지이기 때문에 질병 없는 생명 자체인 것이다. 그런데 소우주인 인간은 왜 질병에 걸리는 것일까? 인간 스스로 우주의 마음을 버리고 자신만의 마음세계를 만들고, 여기에 살아온 삶, 편견, 미워하는 사람의 영상, 피해 받아왔던 영상 등을 저장하여 순수의식을 가리기 때문이다.

미국의 컴퓨터과학자 사이먼 버코비치(Simon Berkovich)와 네덜란드 과학자 헤름스 로미인(Herms Romijn)은 인간의 두뇌가 정보의 저장장치가 아니라 정보의 송수신장치라고 하였다. 우리가 일상에서 생각하고 경험하는 정보를 처리하려면 초당 1024비트가 되어야 하는데 해부학적으로 이는 불가능하기 때문이다. 맑은 마음은 우주의 큰 에너지를 받아들여 건강체가 되지만, 마음속의 사진, 영상들이 이를 막아 치유의 에너지를 받지 못하는 것이다. 콜로라도 의과대학 존 짐머만(John Zimmerman)은 천재들이 획기적인 영감을 얻을 때 그들의 뇌파에 공통점이 있음을 발견했다. 천재들에게 영감이 떠오를 때 순간적인 주파수가 7.8헤르츠이며 지구와 우주의 평균 주파수가 7.8헤르츠라는 사실이다. 즉 마음을 텅 비우는 순간 우주와 접속되어 우주의 에너지를 얻는 것이다.

명상의 방법은 다양하다. 아봐타 명상, 기독교적 기도명상, **마음수련 명상**, 불교적 위빠사나 명상 등은 방법적 차이일 뿐 모두가 마음의 찌꺼기를 버리고 순수 의식을 알아차리고 자신의 본성을 깨우쳐 귀의하는 길을 제시한다. 환자분 개개인에게 맞는 명상법을 찾아보자.

음식조절과 운동이 효과가 있을까요?
4-4 명상, 단전호흡의 효과

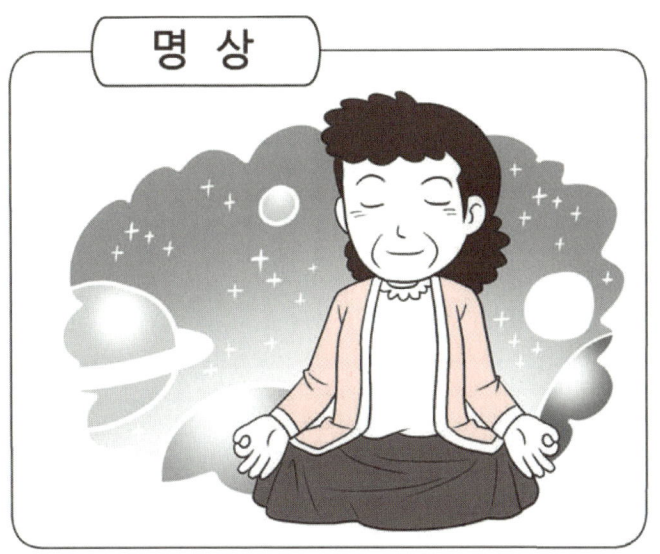

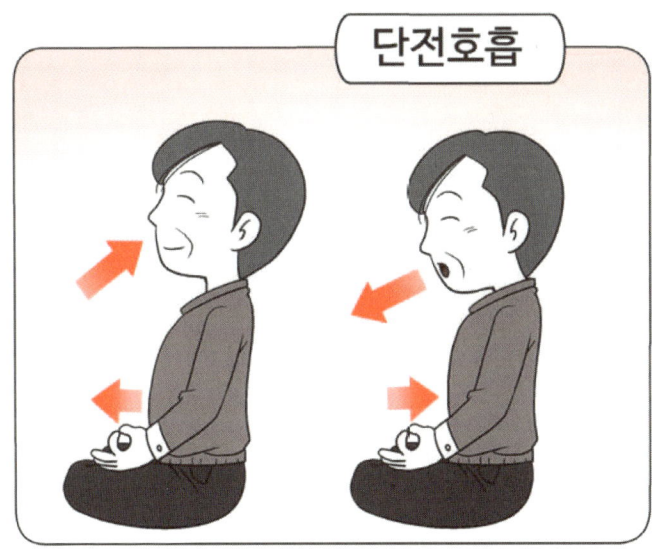

4-5 파킨슨병에 효과적인 음식

파킨슨병 환자의 수는 지속적으로 늘어나고 있다. 급속도로 늘어나는 발병률과 유병률의 원인은 무엇인가? 근래에 있어서 진단적인 기법은 크게 발전하지 않고 있으며, 평균수명의 연장 또한 이러한 현상에 대한 확실한 답을 내어놓지 못하고 있다.

파킨슨병의 발병기전 중 유력한 이론 중 하나가 '신경독성' 가설이다. 뇌신경계에 독성을 일으키는 물질이 축적되어 비정상적인 사멸을 유도한다는 것이다. 실제로 파킨슨병 병태모델을 만드는 MPTP도 합성마약성 독성물질이다. 살충제인 DDT는 사용 금지된 지 수십 년이 되었지만, 아직도 출산한 산모의 제대혈에서 95%나 검출된다. 아기 때 엄마의 모유를 먹고 성장한 엄마들도 모유에서 DDT가 검출된다. 한편 모유 수유기간이 길수록 농도가 줄어든다. 즉, 아이에게 이를 전달하여 농도가 낮아진다는 것이며, 후대에 영향을 미친다는 의미다. 수은과 환경호르몬, 폴리염화비닐(PVC)도 먹이사슬을 따라 축적되어 있는 상태이며, 인간은 최종 포식자로 가장 큰 영향을 받는다. 이러한 문제점들은 2008/2009 미국 국립암연구소의 보고서에 공식적으로 확인되고 있으며 지속적으로 논의 되고 있다. 2012년 켈리포니아 대 연구에서도 2~7세 아동의 화학물질과 중금속 축적정도가 성인의 안전수준을 넘어서는 것으로 보고하고 있다.

그렇다면 어떤 음식이 문제인가? 비소의 잠재원은 육류와 참치였으며, 납의 공급원은 유제품, 수은은 해산물이 공급처였다. 실제로 매일 1잔의 우유 섭취가 파킨슨병의 위험도를 17% 증가시키며, 비슷한 신경계질환인 헌팅턴병(Huntington's disease)의 조기 발병위험이 2배나 증가한다. 먹이사슬의 시작점인 채식을 위주로 하는 식생활이 반드시 필요한 이유이다.

또 하나 흥미로운 점은 흡연이 파킨슨병의 위험을 매우 낮출 수 있다는 것이다. 담배의 성분중 니코틴(Nicotine)이 신경보호작용을 하기 때문이다. 그러나 폐암의

음식조절과 운동이 효과가 있을까요?
4-5 파킨슨병에 효과적인 음식

위험성을 감수하면서 흡연을 권장할 수는 없는 것이다. 다만, 가지과 채소에 들어 있는 식물성 니코틴은 어느 정도 효과가 있는 것으로 밝혀졌다. 워싱톤대 연구에서도 감자, 토마토, 피망에서 효율적인 니코틴이 검출되었으며, 이러한 식품을 자주 먹는 사람이 그렇지 않은 사람에 비해 파킨슨병의 위험도가 낮은 것으로 파악되었다. 비슷한 연구에서 사과, 딸기, 블루베리 등이 효과가 있음을 보고하고 있다. 또한 커피의 카페인도 위 식물들의 파이토뉴트언트(Phytonutirent)처럼 신경세포의 보호효과를 가지고 있다. 커피 2잔이나 녹차 4잔, 홍차 8잔 정도를 3주 이상 음용하면 진전이 개선되는 효과를 보인다.

결론을 짓는다면, 모든 질환과 동일하게 파킨슨병에 좋은 음식은 바로 '자연'이다.

◆ 육류, 기름으로 튀긴 음식, 유제품을 멀리하자.
◆ 부족한 단백질을 위해 통밀, 콩, 현미, 과일, 채소를 섭취하자.
◆ 블루베리, 감자, 토마토, 피망을 자주 섭취하자.
◆ 적당량의 커피, 홍차, 녹차를 마시자.

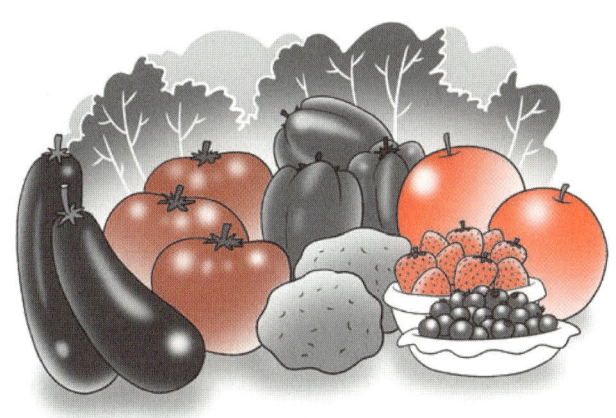

05

5-1 나에게 가장 적합한 치료를 찾아보자.
5-2 진행을 느리게 하면서 신기술을 기다려야 한다.
5-3 기존 치료법 외 새로운 치료법들은 개발되고 있나요?
5-4 몸을 맡겼으면 신뢰하자.
5-5 도움이 될 수 있는 다른 방법들.

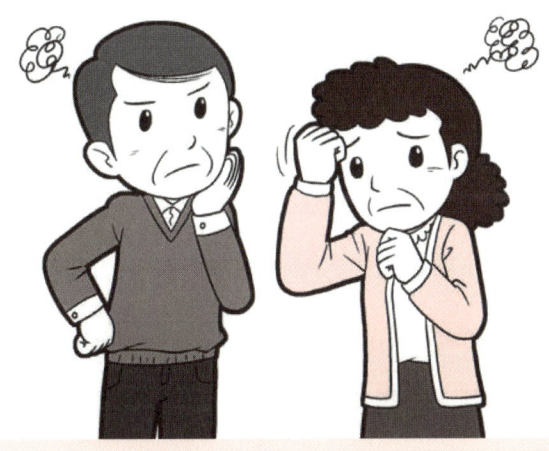

05 어떻게 이겨낼 것인가?

5-1 나에게 가장 잘 적합한 치료를 찾아보자.

원인이 명확하지 않은 병에 답은 정확하지 않다. 즉, 파킨슨병 치료에 대한 정확한 답은 없는 것이다. 그렇지만 검증된 도파민제, 도파민효현제, 뇌심부자극술 등의 서양 의학적 치료와 한의학적 치료는 증상완화에 대안을 주고 있다. 다만, 환자가 가지고 있는 파킨슨병 외 질병, 살아온 삶의 질, 직업, 가족과의 관계, 경제적 정도, 나이, 위장기능의 민감도 등이 모두 다르기 때문에 치료에 대한 반응이 다를 수밖에 없다. 운동장애, 구토, 설사, 근육통증, 빈뇨, 빈혈, 식욕감퇴, 우울증, 불면, 시야혼탁, 자살동기(빈도불명)의 나열을 해보았다. 질병들의 명칭들이 아니라 우리가 가장 많이 사용하는 스타레보의 부작용들이다. 다른 약물들도 비슷하거나 다른 부작용들을 가지고 있다. 파킨슨병의 증상보다 약물의 부작용이 더 힘들다면 어떻게 해야 할 것인가?

서양 의학적 약물치료를 통하여 효과적으로 증상이 조절되는 환자는 어쩌면 행복한 편이라 하겠다. 그렇지만, 위의 심각한 부작용은 아니지만 그래도 증상이 조절되지 않고 진행이 눈에 보이는 경우에는 어떻게 할 것인가? 나에게 가장 도움이 되는 방법을 찾아보아야 한다.

파킨슨병의 치료방향에는 대증요법, 진행조절요법, 완치요법이 있다. 대증요법은 현재의 도파민성 약물요법과 뇌심부자극술로써 증상을 완화하는 치료법이다. 완치에는 아직 방법이 없으며, 진행조절요법에는 다양한 방법들이 시도되고 있어서 치료 가능성을 보이고 있다. 필자의 한의원에는 다양한 연령의 환자들이 내원하고 있다. 비교적 고령의 환자들과 40대 이하의 환자들에게는 치료의 방향설정이 달라진다. 40대 이하의 환자들은 향후 파킨슨병과 함께 지금까지 살아온 날 만큼 삶을 살아야 하므로, 진행조절요법에 초점을 맞추는 방향이 설정된다. 나이와 무관

어떻게 이겨낼 것인가?

5-1 나에게 자장 잘 적합한 치료를 찾아보자. 5-2 진행을 느리게 하면서 신기술을 기다려야 한다.

하게 진행이 빠른 환자들은 모든 가능성 있는 방법들에 대한 고민이 필요하다.

5-2 진행을 느리게 하면서 신기술을 기다려야 한다.

파킨슨병(Parkinson disease) 진단 후, 무척 낙담하며 모든 걸 포기하는 듯 한 환자들이 있다. 1960년 도파민의 발견이후 완벽한 치료법은 아니지만, 여타의 뇌 신경질환에 비해 파킨슨병과의 투병은 외롭지만은 않은 것이 사실이다. 만약, 환자가 젊고 활동적인 직업을 가졌다면 가급적 빨리 약물 치료를 시작하는 편이 좋다. 사회인으로 해야 할 일, 부모로서 해야 할 일을 능동적으로 해야 하기 때문이다. 만약 은퇴한 후이고 경직이나 통증이 그리 심하지 않다면, 치료의 시작을 늦출 수도 있다. 치료의 시작을 늦춘다는 것은 큰 이점이 있다. 약물 복용 시작 후 대부분 발생되는 부작용, on-off 현상, 이상운동증을 조금이라도 늦출 수 있기 때문이다. 그러나 치료의 시작은 의료진과의 긴밀한 조율이 필요하다.

현재, 파킨슨병의 정복을 위하여 엄청난 금액과 노력이 투여되고 있다. 질병의 원인에 대한 접근론, 병리적 소견에 근거한 치료법, 수술법 등이 빠른 속도로 발전하고 있다. 피부에 붙이는 첩부제, 신경보호 역할을 기대하게 해주는 신약의 개발, 성장인자에 대한 연구 등은 분명히 진일보하는 치료법들이다. 최근에는 보호캡슐로 둘러싸인 형태로 도파민을 방출하는 세포를 흑질에 적용하는 세포캡슐 치료법이 연구되고 있다. 도파민을 방출하는 대체물질로 사용하도록 환자의 뇌에 삽입하는 신기술 요법이다.

이처럼 희망적인 연구들이 무수히 진행되고 있다. 그러나 아무리 획기적인 신기술이 출현하였다 하더라도 흑질의 보존이 거의 되지 않은 와상의 상태, 더불어 타 장기의 부전까지 있다면 적용하기가 어려울 것이다. 파킨슨병은 노화의 질환이다. 항 노화의 방향으로 내 몸을 관리하면서 신기술의 출현을 기다려야 한다.

5-3 기존 치료법 외 새로운 치료법들은 개발되고 있나요?

파킨슨병의 서양 의학적 의학사를 살펴보자. 제임스 파킨슨(James Parkins on, 1755-1824)의 진전마비(shaking palsy)에 대한 1817년의 최초기술, 1914년 트레티아코프(Tretiakoff)의 흑질에 병소발견, 1960년 신경전달물질인 도파민의 결핍 발견, 1980년 MPTP 독성기전, 셀레질린의 사용, 태아 이식의 연구 등이 이루어져 왔다. 그러나 200년 동안의 진보보다 최근의 20년 동안 치료에 대한 연구는 더 많아지고 있다. 우리에게 희망을 주고 있는 연구들은 유전자요법, 다기능 줄기세포요법, 표적 바이러스요법, RNA 파장요법, 백신요법, 신경보호인자 개발 등이 있으며 어떠한 연구들은 실용화를 앞두고 있다.

유전자 요법부터 소개를 하는 것은 파킨슨병 완치에 가장 가능성이 있는 치료법이기 때문이다. 파킨슨병을 직간접적으로 유발하는 유전자들은 PARKIN, LRRK2, PINK1, DJ1 등으로 해마다 새로운 발표들이 이어지고 있다. 과학자들이 충분양의 DNA와 파킨슨병 환자들에 대한 정보를 다량으로 모아 정보를 분석하게 되면, 그 문제점과 해결법을 찾을 것으로 보고 있다. 만약 가장 문제가 되는 표적유전자를 찾게 되면, 건강한 유전자를 대체 주입하거나 표적유전자로부터 생성되는 이상단백질을 공격하거나 표적유전자로 인한 이차 문제를 막아 신경세포의 사멸을 방지할 수 있게 될 것이다. 다만, 관련 유전자를 가지고 있더라도 반드시 질병이 발현되는 것은 아니기 때문에 위험인자나 유전자 발현을 억제하는 생활 인자에 대한 연구도 병행되어야 한다. 현재 본원에서 사용되고 있는 헤파드도 파킨슨병을 유발하는 유전자의 독성을 관해하는지에 대한 기전연구, 효능연구가 진행되고 있다.

또, 하나의 완치라는 희망봉에 근접한 치료법은 다기능 줄기세포요법이다. 처음 수정이 된 후 원시적 태아의 줄기세포에서는 근육, 신경, 장기, 피부를 만드는 수많은 세포로 분열이 된다. 그러나 배아 세포를 사용함이 윤리적으로 많은 약점을 가지고 있었다. 그렇지만 현재는 환자 개인의 유전자 지도를 코딩하고 있는 여러 전

어떻게 이겨낼 것인가?
5-3 기존 치료법 외 새로운 치료법들은 개발되고 있나요?

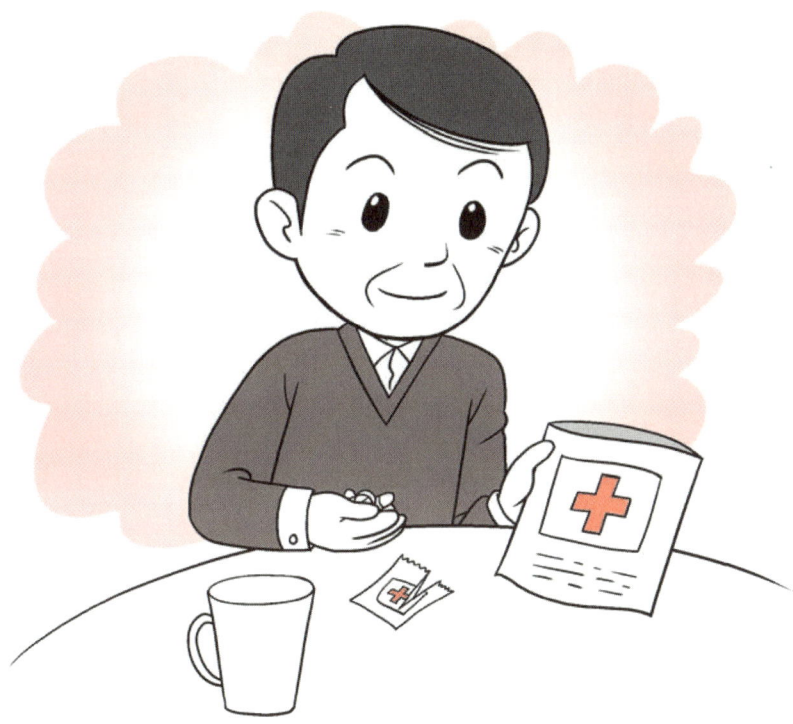

83

사 유전자를 발현 유도하고, 이 전사 인자들을 유도하여 다기능 줄기세포를 만들어 냄으로써 이러한 문제에서 점차 자유로워지고 있다. 처음에는 피부 세포에 시작하여 점차 핵이식, 세포융합, 체외 세포배양 등의 새로운 기술들로 다기능 줄기세포를 만드는 것이 가능하게 되었다. 최근 동물실험 연구에서 이식 후 파킨슨병 증상의 유효한 결과를 보여주고 있다.

그러나 여기에 상용화에 필요한 난제들이 있다. 여러 세포 이식 후, 종양으로 변할 가능성 있는 미분화 세포의 완전 제거 가능한 순수한 줄기세포의 제작, 줄기세포이식의 기저핵 신호전달과정 적합 완성도 등이 숙제로 남아 있다.

표적 바이러스 요법은 효과가 있는 유전자 정보를 바이러스를 운반체로 활용하여 뇌로 보내는 방법이다. 이를 위해 바이러스를 비활성화 시키면서 증상 완화에 도움이 될 것으로 판단되는 신경영양인자나 유전인자를 중뇌로 실어 보냄으로써 증상개선을 유도하는 방법이다. 그러나 상용화 단계는 미정이며 현재 임상 시험 중에 있다. 침습적 수술법인 뇌심부자극술의 단점을 보완하고자 하는 뇌초음파자극술(MRI-Guided Focal Ultrasound Lesions), 사멸되지 않은 여분의 흑질을 보호하는 신경보호인자요법, 알파시누클레인 주사를 통한 항체형성 후 이를 이용하는 백신요법 등은 아직 연구 초기단계이지만, 다양한 임상증상을 나타내는 파킨슨병의 특성상 여러 치료법의 출현들은 '희망'이라는 단어를 의미 있게 해주고 있다.

어떻게 이겨낼 것인가?
5-3 기존 치료법 외 새로운 치료법들은 개발되고 있나요?

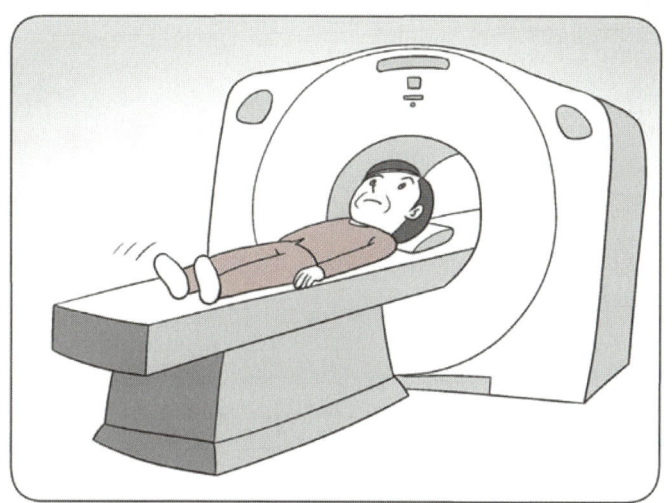

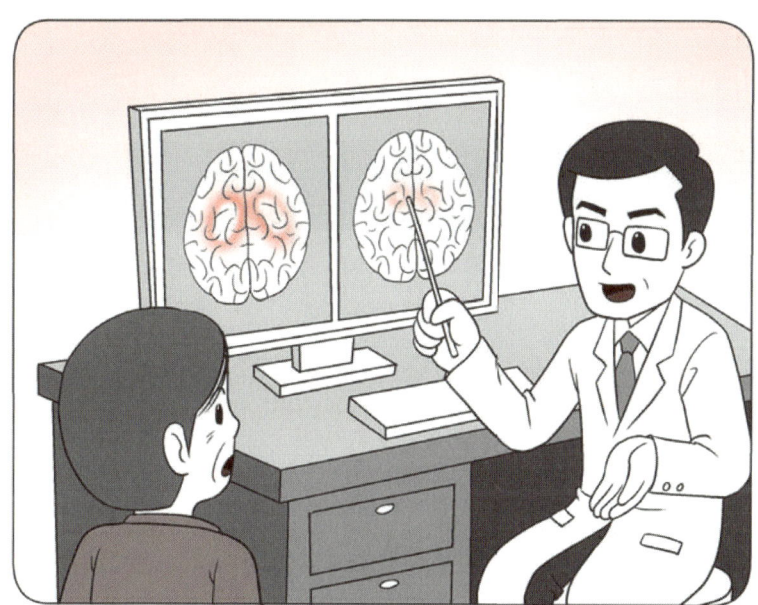

5-4 몸을 맡겼으면 신뢰하자.

완치를 가능하게 하는 약물요법이나 치료법이 현재 다니고 있는 클리닉에 있을 수도 있다. 다만 100%에 근접하지 못하고 있을 뿐이다. 파킨슨병이라는 어려운 질환을 치료하고 있는 의료인이라면 그 분야의 최고의 전문가다. 원인이 무엇인가? 예후가 어떠한가? 처방해주는 약물의 작용기전과 부작용은 무엇인가? 예상되는 명현반응에 대한 대책은 무엇인가? 어떻게 하면 이 질병을 효과적으로 관리하고 이겨낼 수 있는가? 하는 사항들을 수 없이 지켜보고 치료하고 더 나은 방법을 연구하고 있을 것이다.

여기 두 부류의 환자와 보호자들이 있다. 모든 치료가 동일하게 이루어진다고 가정하고 어느 환자가 더 호전될 가능성이 많겠는가?

환자 A와 가족
"아무리 약을 먹어도 심해지면서 고통만 더 한다. 치료가 되는 건가요? 그리고 약 맛이 왜 이리 화학약품 냄새가 나면서 맛이 없는가요? 1년 동안 치료했는데,,, 시간, 돈이,,,"

환자 B와 가족
"어려운 질환인데 선생님 도움으로 이정도 유지만 하고 있어도 다행입니다. 선생님 말씀하신 주의사항, 일상생활에서 지켜야 할 사항 등 열심히 하고 있습니다. 조금 더 발전된 신기술이나 개선된 약물이 있으면 말씀해 주시고 저에게도 적용시켜주시기 바랍니다."

파킨슨병을 치료하는 의료진을 찾아갈 때, 요즈음에는 그 의료진의 약력을 모두 볼 수 있다. 병원에 가기 전에, 관련된 연구를 어떻게 진행하고 있는지, 연구 논문, 저서가 어느 정도인지, 병원의 시설 등이 나에게 적합한지를 사전에 살펴보고 가게 된다. 만약 지인의 소개로 병원을 찾게 되더라도 반드시 사전에 나에게 적합할 것인지를 점검하고, 확신이 있다면 내원 하도록 하자. 그러나 일단 선택을 해서 진료를 받게 되었다면 '신뢰'를 해야 한다. 의문과 의구는 다르다. 의구는 사전에 해결하고 가도록 하자. 의문은 긍정적인 질문이다. 의구는 부정적인 의혹이다. 부정적인 파장은 질병치료에 전혀 도움이 되지 않는다. 중국역사상 가장 번성기를 누리게 했던 청나라 강희황제도 "신자불의(信者不疑)"를 신조로 하였다. 마음을 모아 호전에 모든 힘을 모아야 한다.

5-5 도움이 될 수 있는 다른 방법들

1. 힐링코드

하트매스 연구소는 보완대체의학을 연구하는 기관이다. 그 중 한 연구가 주목을 끌고 있다. 사람의 DNA를 검사튜브 안에 넣고 실험대상자들에게 그 튜브를 들고 파괴적인 생각을 하게 하였다. 연구자들이 검사튜브 안의 DNA를 검사하니 그 생각 그대로 손상되어 있었다. 이번에는 손상된 DNA가 든 튜브를 같은 실험대상자들에게 들게 한 후, 행복한 생각을 하게 하였다. 연구자들이 이 DNA를 검사해 본 결과 상태가 양호한 것을 발견하게 된다. 이 연구 결과가 의미하는 것은 무엇인가? 부정적이고 파괴적인 생각의 활성은 DNA를 손상시키며, 긍정적이고 건강한 기억은 DNA를 치유한다는 의미이다. 세포기억 속에 자리 잡은 좋지 않은 세포기억들을 제거한다면, 이것은 바로 치유를 의미한다는 것이다. 그렇다면, 문제를 일으키는 세포기억을 어떻게 찾아내고 치유할 것인가?

건강문제, 정신적 문제, 직업문제, 최대 수행력 문제를 포함한 모든 문제는 무의식 속의 파괴적이고 부정적인 세포기억이 유발하는 스트레스 때문이다. 실례로 파킨슨병의 원인 중 하나가 산화적 스트레스에 의한 도파민성 신경세포의 사멸이다. 문제되는 부정적이고 파괴적인 기억(사진, 이미지)을 찾아내고, 치유의 기도를 올린 후, 4대 치유센터에 각각 치유의 기도를 시행하는데, 이를 힐링코드(Healing Code)라 한다. 힐링코드는 2001년 알렉산더 로이드에 의해 발견된 이후, 암, 당뇨, 불면, 신경쇠약, 루게릭병 등을 앓아 온 수 천명의 치유에 적용하고 있다. 또한 스트레스 진단검사(심박변이도 검사)를 통하여 그 객관성이 증명되었다. 다음은 힐링코드를 시행하는 7단계이다. 하루 3회 시행을 권장하며, 고통지수가 0-1(최고점수 10)될 때까지 시행을 해야 한다.

(1) 콧등 위치
첫 번째 위치: 콧대–콧대선과 양 눈썹 중앙이 맞닿는 곳

(2) 후골 위치
두 번째 위치: 후골–후골 바로 위

(3) 턱 위치
세 번째 위치: 턱–양 턱뼈의 뒤쪽 아래

(4) 관자놀이 위치
네 번째 위치: 관자놀이–양쪽 관자놀이에서 0.5 inch(약 1.3cm)위에서 머리 뒤쪽으로 0.5 inch 물러난 곳

1단계: 문제가 얼마나 나를 괴롭히는지 불편함의 정도를 점수로 매겨라. 10이 가장 고통이 큰 점수다.

2단계: 문제와 관련된 감정이나 건강하지 못한 믿음이 무엇인지 생각해 보라.

3단계: 아주 다른 상황일지라도 지금까지 살면서 같은 감정을 느꼈던 때가 있는지 기억을 더듬어보라. 같은 종류의 감정을 찾는 작업이다. 너무 깊이 생각하지 마라. 지금 느끼는 감정과 같은 감정을 느낀 적이 있었는지 잠시 자신에게 물어보라. 상황이 아니라 감정의 유사점을 찾는 것이다. 곧 다가올 의료검사 때문에 불안감을 느낀다면, 전에 비슷한 종류의 불안감을 느낀 적이 있는지 생각해보라. 전에 의료검사를 받은 적이 있건 없건 상관없다. 과거의 기억이 떠오르면 우선 그 기억을 치유하는 데 집중하라.

어떻게 이겨낼 것인가?
5-5 도움이 될 수 있는 다른 방법들

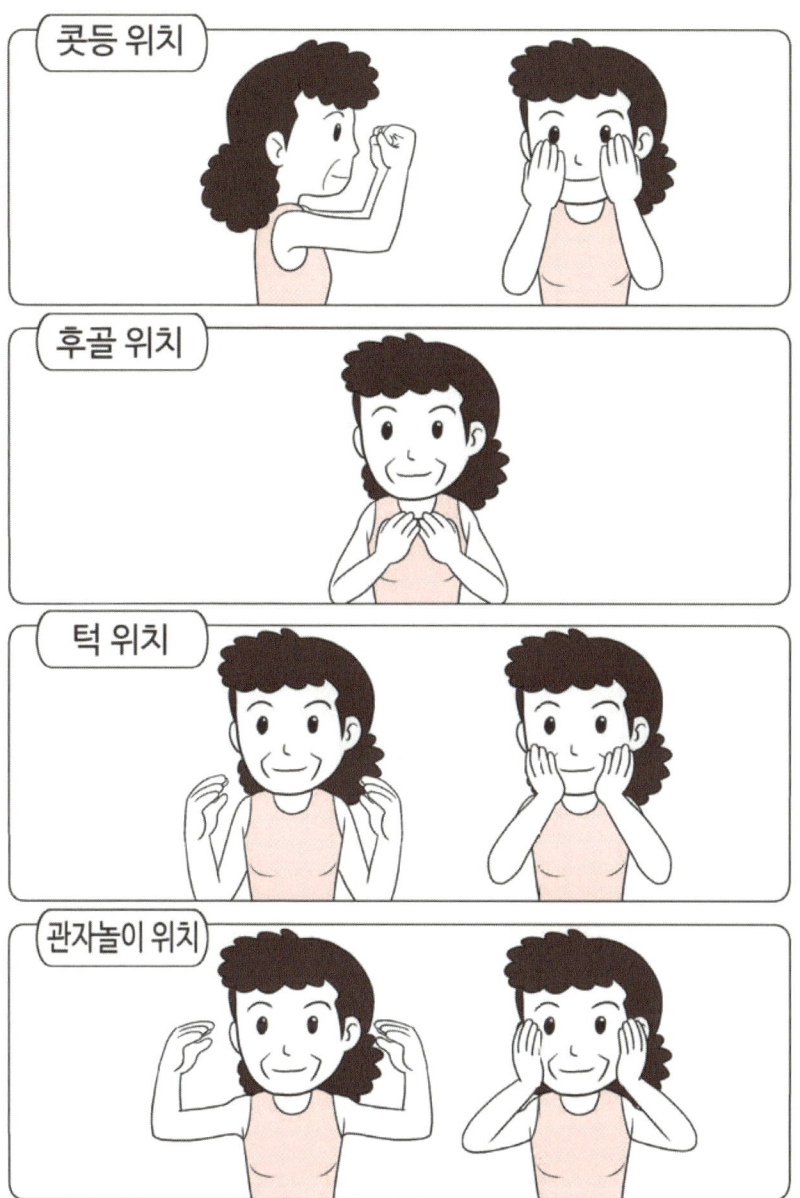

4단계: 과거의 기억을 0~10까지 점수 매겨라. 다른 기억들도 떠오를 수 있다. 가장 강렬하거나 가장 오래된 기억을 찾아서 그것을 먼저 치유하라. 지금 우리를 괴롭히는 문제는 치유되지 않은 기억과 연관되거나, 그 기억이 도화선이 되어 발생하는 경우가 많다. 가장 오래되거나 가장 강렬한 기억을 치유하면, 그 핵심기억과 연관된 다른 모든 기억이 치유된다.

5단계: 발견한 모든 문제를 언급하며 치유를 위해 기도한다.(4살 때 기억, 공포문제, 두통 등).
"알거나 알지 못하는 부정적인 이미지, 건강하지 못한 믿음, 파괴적인 세포기억 그리고 자신의 증상 혹은 문제와 관련한 모든 신체 문제를 발견하고 드러내서 신의 빛, 생명, 사랑으로 나를 가득 채워 치유하기를 기원합니다. 또한, 이 치유의 효과가 100배 이상 확대되기를 기원합니다."

6단계: 각 자세마다 약 30초 동안 힐링코드를 시행하면서, 모든 건강하지 못한 믿음을 반박하는 '진실집중선언', 혹은 문제를 치유하는 선언을 반복한다. 힐링코드를 시행할 때는 부정이 아닌 긍정에 집중한다. 네 위치를 모두 확실하게 시행하고 끝

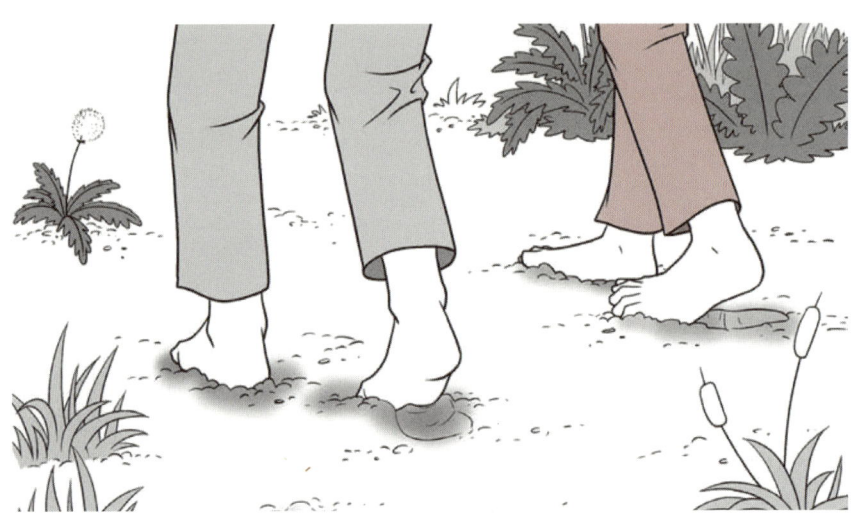

낸다(대개 몇 차례의 과정을 거친다). 적어도 6분 동안 힐링코드를 시행하라. 확실하게 네 위치를 모두 해라. 시간을 조금 더 들여서 시행해도 좋은데 특히 점수가 5~6 이상이라면 더욱 그렇다. 우리가 권장하는 시간은 최소 6분이다.

7단계: 힐링코드를 마친 후, 문제에 대한 점수를 다시 매겨라. 가장 오래되거나 가장 강력한 과거 기억의 점수가 0이나 1로 내려갔으면, 그 다음으로 고통스러운 기억 혹은 문제로 넘어가면 된다.

힐링코드 시행 시 10%정도 일시적 불편반응이 나타난다. 두통, 피로, 원래의 증상의 악화 등이 일시적으로 등장하다 사라지는데, 이를 헤럭스하이머반응(Herexheimer's reaction)이라 한다. 이 반응의 출현은 체내 물리적인 독소가 체외로 빠져나가는 과정에서 나타나는 치유반응이며, 한의학의 명현반응(瞑眩反應)에 해당된다.

2. 어싱(Earthing)

지구상의 모든 동식물은 땅과 접촉하고 있다. 땅은 음(陰)자체이며 음전하의 보고이다. 모든 것을 받아들이고 정화시키고 자라나게 해주는 어머니와 같다. 모든 나무가 땅에 뿌리를 박고 있으며 모든 식물들도 땅에 뿌리를 내리고 있다. 또한, 모든 동물들도 땅에 팔이나 다리를 접촉시키면서 새로운 에너지를 받아들인다. 또한, 불필요하게 받아들여져서 몸을 썩게 하는 전하를 소멸시키고 있다. 인간의 맨발 보행은 4백만 년에 걸쳐 이루어졌다. 땅과의 접촉을 통하여 자연의 에너지를 받아들이고자 하는 진화의 결과다. 발바닥에 그 어떤 부위보다 신경말단이 제곱센티미터당 1300개에 이를 만큼 풍부한 것은 이러한 이유 때문이다. 그런데 불과 2~3천년 만에 편리성을 위주로 한 신발이라는 도구가 자연적인 항 염증제, 수면촉진제, 면역제로부터 우리를 단절시키고 있는 것이다. 최악의 발명품이 절연체로 만들어진 신발이다. 고무나 플라스틱으로 된 신발을 신고 콘크리트나 목재로 지은 집에서 살면서부터 치유의 에너지에서 멀어지고 있는 것이다. 막스 플랑크 연구소에서는 지구와 인간과의 단절실험이 있었다. 실험지원자들을 지구 전기장의 영향을 차폐시킨 지하 방에 몇 달 격리시킨 후 체온, 수면, 소변, 생리활동을 관찰하였다. 그 결과 실험 지원자 모두 부정맥, 수면장애 등의 자율신경장애를 나타냈으며, 다시 지표면의 전기리듬을 보내자 정상적인 생리활동을 하는 것으로 나타났다. 2003년부터 2005년까지 미국 사이클 대표 팀에게 대회가 열리는 3주 동안 땅과의 접지를 실시하였더니 선수들의 수면이 개선되고, 통증이 줄어들었으며 건염(腱炎)이 사라지고, 피로와 부상에서의 빠른 회복을 보였다. 이러한 어싱(Earthing)의 효과가 알려지면서 수영, 미식축구, 철인3종경기, 모터싸이클 선수들이 일상적으로 이를 활용하고 있다.

　어싱이란 지구 표면에 존재하는 에너지원을 우리 몸과 연결함으로써 공기 중의 전자기장, 양전하, 활성산소 등의 불필요한 모든 것을 소멸시키고 자연과 하나가

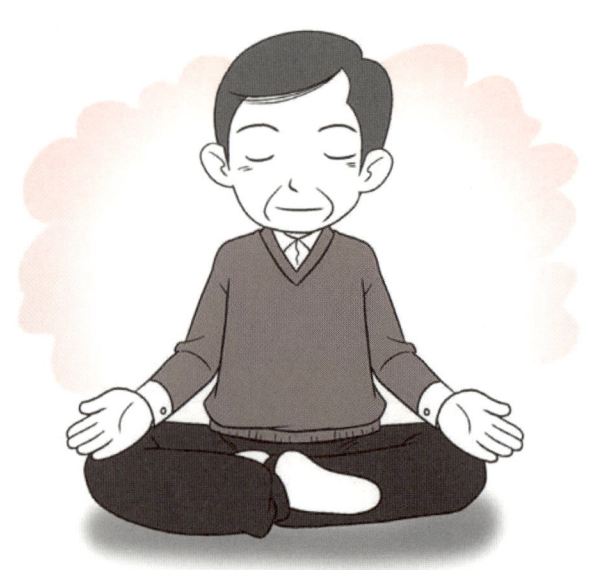

되는 것이다. 정원의 잔디밭이나 집 앞의 땅을 발로 밟거나 나무에 기대서서 접촉을 하거나 맨발로 물속에 들어가기만 하면 된다. 만약 그것도 불가능하거나 시간이 없다면, 집안 곳곳에 설치된 콘센트의 접지 철사를 이용하자. 접지철사에 구리선을 연결하여 잠 잘 때 그 선을 피부와 접촉이 이루어지게 하면 된다. 인간의 생애 중 1/3의 시간은 잠을 잔다. 그 시간에 우리는 치유가 되는 것이다. 어싱 초기에는 따끔거리는 느낌이 든다. 몸 안에 산화물질이 중화되어 사라질 때 나타나는 현상이다. 우리가 느끼는 행복 중 하나가 '누웠다고 생각했는데 눈 떠보니 아침'인 숙면이다. 깊은 잠을 자게 되면 꿈 또한 자연적이고 평화롭다.

어싱은 간단하고 기초적이지만, 질병에 이환된 인간에게 치유를 선사한다.

3. 자율진동

과학과 기술이 발달할수록 왜 인간의 질병은 늘어나는가? 난치병 불치병의 수는 왜 증가하는가? 눈부신 인간 문명의 발달은 대뇌를 포함한 신피질의 용적증가와 함께 이루어져 왔다. 반면에, 4억 년의 긴 기간 동안 발달되어온 고피질은 신피질에 밀려 대뇌 안으로 밀려들어가 있다. 즉, 1만5천 년 전부터 고피질은 퇴화하고 있는 것이다. 고피질을 이루는 뇌간은 자가 치유 능력을 발휘하는 기능을 가지고 있다. 그러나 복잡한 인간관계, 사회생활, 정신적 스트레스로 인하여 대뇌는 긴장되고 있으며 뇌간은 위축되고 있다. 그러므로 자연치유적 능력을 되돌리는 길은 대뇌를 안정시키고 뇌간에 활력을 주는 것이다.

뇌간의 기능을 회복시키려면 고피질과 뇌간의 연결통로인 자율신경계를 활성화시켜야 한다. 그러나, 자율신경계는 일반적 의식 상태에서는 자극이 불가능하다. 질병을 이겨낼 수 있다는 확고한 신념, 정신통일의 상태, 명상의 상태일 때, 자율신경의 활성화를 통한 뇌간에 자극이 가해지게 된다. 활성화된 뇌간은 파동(진동)의 형태로 발현된다. 양자역학에서 물질은 입자와 파동의 속성을 모두 가지고 있으며, 존재 상황에 의해 입자나 파동의 형태를 띠게 된다. 결국, 진동이란, 만물의 근원이어서 진동이 부족할 때 생명체는 질병이 오게 된다. 즉, 진동을 통하여 자연치유력을 발현시킬 수 있다는 것이다. 무의식 상태에서 자연적으로 몸의 진동을 발생시키는 진동을 자율진동이라 하며, 한국의 윤청이 최초로 이를 체계화 시켰다. 일단, 진동이 시작되면 몸 스스로 가장 좋지 않은 부위를 중심으로 진동이 이루어지면서 질병이 치유되게 된다. 고피질에서 기원하는 치유법이어서 간질, 뇌질환, 자율신경장애, 자가면역 질환에 효과가 있다. 이를 간단히 소개하고자 한다.

1단계 _ 전신진동
1) 평좌, 결가부좌 상태로 앉아 양손을 무릎 위에 놓고 손바닥이 하늘을 향하게 한다.
2) 들이쉬는 숨을 아랫배가 부풀어 오를 때까지 실시한 다음 천천히 내쉬기를 10회 반복한다.
3) '온 몸이 편안해진다.'라고 의식적으로 생각하면, 심신이 안정되고 작은 떨림이 오는 것을 느끼게 된다.
4) 의식적으로 '진동이 점점 더 강해진다', '떨림이 강해진다.'라고 생각한다. 떨림이 오지 않으면 손이나 발을 의식적으로 손이나 발을 떨어준다. 진동이 오면 멈추거나 다른 곳으로 옮기려 하지 말고 그 진동을 따른다.
5) 전신이 떨리기 시작하면서 질병부위로 진동이 이동한다. 계속해서 '진동이 점점 더 강해진다.'라고 의식한다.

2단계 _ 복부진동
1) 하늘을 보고 편히 눕는다.
2) 들이쉬는 숨을 아랫배가 부풀어 오를 때까지 실시한 다음, 천천히 내쉬기를 10회 반복한다.
3) 조력자의 지시에 따라 움직이면서 복부에 기운이 꿈틀거리고 움직이는 것을 느낀다.

4) '오장육부에서 진동이 일어난다.'라고 강한 신념을 가지고 실제 그 움직임을 감지한다.

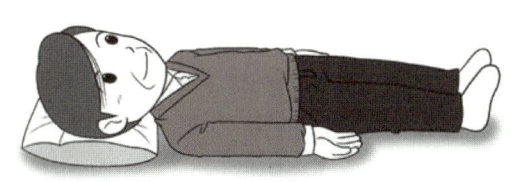

| 가장 좋은 수면 자세 |
똑바로 누워잔다. (일자허리나 척추 후만인 경우 제외): 척추의 정상적인 만곡을 유지하고 좌우대칭으로 균형을 이루는 데 좋다.

3단계 _ 부분진동
2 단계를 마친 후 본인의 국소적 질환이 있는 부위, 문제부위를 진동하게 한다.

4. 산림요법

"자연은 모든 병을 치유한다." 의학의 시조인 히포크라테스의 명언이다. 건강은 인체 내부에 있는 자연과 외부 자연이 조화를 이루는 상태이며, 질병은 부조화로 발생한다. 자연과 인간과의 관계를 무시하는 현대과학이 그 한계를 깨닫고 자연 치유에 관심을 기울이는 방향으로 가고 있다. 그 중 숲의 치유기능은 심신(心身), 즉 마음과 몸에 대한 효과를 입증하고 있다.

독일 바트 뵈리스호펜 시에서는 삼림욕을 19세기 말부터 시작하였으며, 현재는 의료보험을 적용하고 있다. 또한, 일관된 정책을 위해 '휴양과'라는 기관이 따로 마련되어 있다. 삼림욕의 선구자는 당시 가톨릭 사제였던 세바스찬 크나이프(F.S. Kneipp, 1821-1897)였다. 청년기에 결핵을 앓았었는데 냉온욕에 의해 치유되자 자연요법을 연구하기 시작하였다. 크나이프 요법은 냉온욕을 하는 수(水)요법을 중심으로 산림산책을 하는 운동요법, 영양균형을 맞추는 음식요법, 허브가 첨가된 입욕법(入浴法), 아로마테라피(Aroma Therapy)를 가미한 식물요법, 심신과 자연과의 조화를 도모하는 조화요법 등으로 구성되어 있다. 산책코스는 시의 휴양과, 크나이프 의사연맹, 지방산림관리청의 협력에 의해 운영되며 3개의 산책코스로 나뉘진다.

① 교외 숲에 관한 정보나 크나이프요법(Kneipp's Therapy) 코스를 안내하는 산책
② 호흡, 순환기 계통 운동, 재활운동을 포함한 산책
③ 지방산림관청 산림공무원의 안내에 따라 숲을 학습하는 산책

산림요법의 경험을 위하여 인구 1만5천명의 소도시를 방문하는 방문객이 연간 30만 명을 상회한다. 여기에는 독일의 독특한 휴양제도가 한 몫을 한다. 2000년부터 독일에서는 4년에 한 번씩 3주일 휴식하는 것을 법에 명시하고 있다. 집에서 쉬는 것은 인정되지 않으며, 의료보험회사를 통해 전국의 휴양지로 가야한다. 휴양지를 본인이 선택할 경우 숙박비를 자비로 부담해야 한다. 보험회사가 선정해주는 대로 갈 경우 모든 것이 보험적용이 된다. 후자의 경우 의료보험회사가 피보험자의 질환내용과 의사의 진단에 따라 휴양지를 선택해 준다. 바트 뵈리스호펜(Bad Wörishofen) 시의 숲은 가문비나무, 너도밤나무가 대부분이며 소나무, 졸참나무, 단풍나무 류 들이 서식하고 있다.

산림요법 치유작용의 예로 자폐증(Autism)에 대한 사례를 들 수 있다. 1940년대 보고 이후 자폐증에 대한 유효한 치료법은 밝혀지지 않고 있다. 그러나 1000명에 1명이라는 높은 발병률과 지적장애를 동반하는 특성으로 인하여 효과적인 방법에 대한 연구가 절실한 실정이다. 일본 나가노현에 위치한 '백화나무 집'은 1994년 설립된 지적장애 입소시설이다. 이곳에서는 자폐증을 치료하는 것에 중점을 두지 않는다. 인위적인 방법으로 치료하기보다 자연환경에 맡김으로써 입소자를 치유하는 것이 주요 방침이다. 환경의 중심을 자연에 두고 인간이 지닌 감각기관의 기능을 자연을 통해 회복하도록 하는 것이다. 치료(治療)의 '료'와 교육(敎育)의 '육'을 모아 요육이라는 형태의 공동작업과 야외활동이 충분한 적응기간을 통해 이루어지는데, 자발적인 참여를 가장 우선시 한다. 처음 1년 전후로는 심한 자폐증으로 인해 야외활동 참여가 거의 불가능하나 2년째부터는 스스로 작업에 참여하며, 3년부터는 적극적으로 참여가 이루어지면서 긍정적인 변화를 나타낸다. 더불어 의사전달 능력,

어떻게 이겨낼 것인가?
5-5 도움이 될 수 있는 다른 방법들

자폐증상의 개선, 자율적 행동, 기본적 생활능력의 5개 부분에서 유효한 반응을 보여주고 있다. 이러한 결과는 숲과 자연을 중심으로 이루어지는 야외체험이 자폐증 환우에게 부족해지기 쉬운 실제 체험을 제공하고, 신체의 감각기관 능력을 깨워줌으로써 치유효과를 발휘하는 것으로 파악하고 있다. 현재까지 자폐증의 치료나 관리적인 측면에서 효율적인 대책이 제시되지 않는 가운데, 이와 같은 산림요법이 훌륭한 대안으로 여겨진다.

또, 비슷한 예로 나가노 현의 친애 마을 마츠가와 지적장애 갱생시설이 있다. 30명의 중증 지적장애, 뇌성마비, 신체장애를 가지고 있는 입소자들에게 야외활동과 산림산책을 시행해보았다. 약 1년 후부터 간질발작이 감소되고 뇌파 중 α파가 유의하게 증가하였다. 또한 작업능력, 보행능력, 커뮤니케이션 능력도 향상되었다. 그 밖의 신체장애자와 중복장애자도 휠체어에 태워 야외에 나가게 한 후 평소 볼 수 없던 미소를 보이는 등 표정 변화를 볼 수 있었다. 스웨덴의 공립 지적 장애자 시설인 님버스 가든 또한 비슷한 성과를 나타내고 있다. 이러한 결과는 산림활동이 시각적이고 개별프로그램이어서 장애자가 비교적 쉽게 활동할 수 있고, 우울해지기 쉬운 내적 에너지나 욕구불만이 야외활동으로 발산되며, 정기적으로 야외에 나가 자연 자극을 느끼게 됨으로써 정신적 스트레스가 줄어들었기 때문이다. 치유를 위한 숲의 조건은 다양한 혼효림이다. 숲의 이용자가, 안고 있는 증상이나 개성, 목적이 다양하므로 명암이 높고, 낮고, 굵고, 가늠이 오감을 자극해야 하기 때문이다. 더불어 의사, 한의사, 작업치료사, 임업전문가, 운동요법사, 간호사 등의 인적 융합 요소가 필수적이다.

'치유하려고 하는 자연의 움직임에 몸을 맡긴다.'
'열이 내리면 낙엽송 숲을 산책하고, 열이 오르면 안정을 취한다.'

불현듯 "의사가 나를 포기했으니 내가 살 수 있는 길을 찾아야겠다."
하며 혁신적인 치료법을 창안하게 된 것이 흡각요법이다.

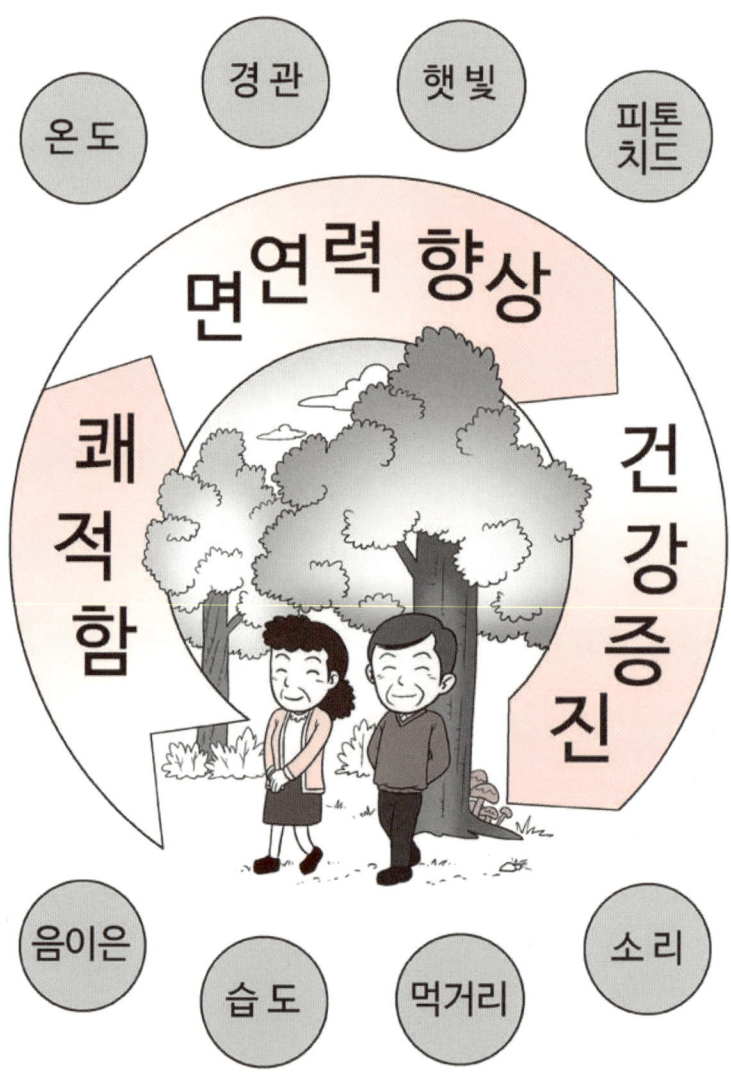

'인간은 치유의 끝없는 가능성을 자기 내면에 담고 있다.'

5. 흡선치유법

1989년 강봉천은 영등포 성모병원에서 치료불가 디스크 판정을 받고 죽기만을 기다리게 된다. '의사가 포기한 병을 어떻게 하나?', 그렇게 남은 생을 꼼짝없이 누워서만 지내다 불현듯 "의사가 나를 포기했으니 내가 살 수 있는 길을 찾아야겠다." 하며 혁신적인 치료법을 창안하게 된 것이 흡각요법이다. 그 후, 20여년이 지나면서 흡선치유법으로 개명하게 된다. 기존의 부항요법이 수 군데에 자락을 하거나 유관하는 형태인 것에 비하여, 흡선치유법은 인체 체간의 후면 전체, 전면 전체, 문제부위에 순차적으로 부항을 시술하는 방법이다. 흡선치유법에서 흡선(吸腺)은 땀샘(汗腺)을 흡착한다는 의미이며, 치유란 "내 안의 의사"를 깨워 쾌유를 유도하는 것이다. 방법의 요점은 땀샘을 흡착하여 모든 질병의 원인인 독소를 제거하는 것이다. 그렇다면 왜 질병의 원인이 독소라는 것인가? 예를 들면, 주위에 대상포진 바이러스가 돌아다니지만 누구는 감염되고 누구는 걸리기 않는가?

우리 주위에 감기 바이러스가 퍼져 있지만, 왜 특정 사람만 전염되는가? 질병의 원인은 바이러스, 박테리아, 스트레스가 아니라 몸 안의 조건이다. 몸 안에 혈액의 혼탁, 비 생리적 물질인 독소가 많을수록 쉽게 질병에 이환되는 것이다. 그리고 질병은 몸 전체가 탁해지면서 가장 약한 부위부터 발현되는 것이다. 위암 환자가 위 자체만의 문제가 아니라, 몸 전체에 독소가 퍼진 후 약한 부위인 위부터 뚫고 나온 것이다. 그러므로 위부터가 아니라 오장 육부 반응점이 모인 등 전체를 흡선하고, 그 후 또 체간 전면을 흡선하여야 모든 독소가 제거되어 모든 질병이 치유되는 것이다. 퇴행성관절염의 경우도 관절부터가 아니라 체간 전체를 맑게 해주고 나서 관절치료를 시행한다. 그래야 관절에 맑은 기혈이 흘러 치유가 되는 것이다. 현대의 질병은 과잉이 원인이다. 환경오염도 과다 낭비의 소산이다. 과식, 과로, 스트레스도 모두 너무 과잉되어서 생긴 병이다. 현대의 질병들 대부분이 너무 많이 보태어져서 생긴다. 여기에 적합한 것이 자입식(刺入式), 플러스씩 의학인지를 고민해보아야 한다. 현재는 빼기, 즉 마이너스(−)가 필요하다. 과잉은 플러스(+)이고 자연은 마이너스(-)다. 단식, 명상, 자연요법, 부항요법이 동서양을 막론하고 센세이션을 일으키고 있는 것은 어쩌면 순리일지도 모른다. 우리 몸은 단지 화학적으로 구성되거나 우연히 생겨난 것이 아니다. 살아있는 전일체이므로 그 자체는 균형을 유지하고 정상으로 회귀할 능력을 가지고 있다. 전체로서 생명과 연결되는 것이 진정한 치유의 근본이다. 서양의학은 외적인 병원체를 식별하고 외부로부터 질병을 통제하는 것에 주안점을 두지만, 흡선치유법은 살아있는 개인에게 집중하고, 그 안에 존재하는 생명력의 균형을 잡아줌으로써 질병을 치유한다.

현재, 항생제의 한계성이 드러나고 면역력이 최저로 약해지면서 한 동안 사라졌던 전염병들이 재발하고 있다. 인류의 건강을 지키고 미래에도 지구촌의 주역으로 인간이 살아남기 위해서는 우리의 내적인 에너지와 면역력을 강화시킬 수 있는 방법이 절실한 시점이다. 현재의 건강상태에 대한 위기는 화학적, 기계적, 인공적 치료방식에 지나치게 의존한 까닭에 초래되었다. 이러한 시점에 모든 질병의 원인을 제거하여 인체의 복원력을 단숨에 회복시켜주는 흡선치유법이 나타났다는 것은 인류에게 축복이 아닐 수 없다. 다음사례들은 흡선치유의 효과를 보여준다.

 46세의 만성 피부 알레르기 환우인 박**는 9개월 만에 완치되었다.
 45세의 여성 이**은 음부소양증, 전신 피부건조증이 완치되었다.
 16세의 소녀 조은*는 3개월 동안의 치료로 생선알레르기, 비염, 아토피가 완치되었다.
 50세의 이현*는 6개월 만에 협심증, 당뇨병을 완쾌하였다.
 36세의 조**는 2개월 만에 갑상선기능항진증 양약을 끊고 완쾌되었다.
 67세의 양**는 동맥류로 인한 쥐내림이 완치되어 편한 잠을 자게 되었다.
 48세의 조윤*은 뇌동맥류로 인한 좌측 손의 시림증상이 사라졌다.
 53세의 노주*은 협심증의 공포에서 벗어났다.

1950년 다니엘 보베에 의해 개발된 항히스타민제가 개발되어 비염 환우들에게 도움을 주고 있지만 그보다 더 효과적인 치료방법은 아직 없었다. 그러나 흡선치유

어떻게 이겨낼 것인가?
5-5 도움이 될 수 있는 다른 방법들

가 이를 가능케 하고 있다.

6. 피료술(皮療術)

어느 나라를 막론하고 전통의학은 존재한다. 서양의학이 들어오기 전까지 이러한 전통의학들이 의료적 문제들을 해결해 왔었다. 한 나라의 전통의학은 그 사회와 민족이 걸어온 역사와 풍토와 밀접한 관계를 맺으며 발전하여 왔기 때문에 그러한 경험은 모두 소중한 유산이다. 모택동은 "중국의 전통의학은 하나의 위대한 보고이다. 응당 노력해서 찾아내고 그 효용을 향상시켜야 한다." 라고 지시를 하여 중의학 융성에 큰 기반을 제시해 주었다. 현재, 우리나라에서 홀대받는 한의학과 비교해 본다면 아쉬울 뿐이다.

아시아의 전통의학은 중국의 중의학(中醫學), 일본의 한방의학(漢方醫學), 대한민국의 한의학(韓醫學), 티베트의 장의학(藏醫學), 위구르족의 유의학(維醫學), 캄보디아, 베트남의 동의학(東醫學), 몽골의 몽의학(蒙醫學)이 이론과 임상 면에서 상호영향을 주고받으면서 유대관계를 맺어왔다. 특히, 몽의학은 초원에서의 유목생활의 특성상 태어나서 죽을 때까지 말을 타고 다녀야 하는 문화적 특성에서 독특한 의료기술이 발전되게 된다. 그 중 하나가 정골요법(整骨療法)과 피료술(皮療術)이다.

피료(皮療)라는 것은 동물을 죽인 후, 즉시 가죽을 벗겨 환자의 몸에 덮어주거나 환자의 외상 부위에 덮어서 치료하는 것이다.「원사(元史)」에 보면 이러한 피료술과 관련된 기록이 나온다. 칭기스칸 휘하의 명장 뿌즈얼(布智兒)이 싸움터에서 수많은 화살을 맞고 죽어가자 칸이 화살을 모조리 뽑고 소 한 마리를 가져다 배를 가르고, 뿌즈얼을 그 속에 넣어 점차 살아나게 하였다는 이야기가 나온다. 시간이 흐른 청나라 때 도통(悼痛)직에 있던 우파이라는 사람이 전투 중에 서른 개가 넘는 화살을 맞아 의식불명에 빠지자, 흰 낙타의 배를 갈라 그를 낙타의 더운 배속에 넣어 가죽을 밀착시켜 의식을 회복시킨 후 치료했다고 한다. 조금 더 발전된 형태가 특정한 질병에 효과가 있는 어류나 동물의 가죽으로 발을 피료하는 것이다. 1267년 쿠빌

라이 칸은 고려에 아지니허몽허어(阿吉尼合蒙合魚)라는 물고기를 구하도록 하여, 이 가죽으로 구두를 만들어 질병을 치료했다고 전해진다. 피료술이 발전되고 세분화된 하나의 예로 보여 진다. 현재에 이르러서도 여러 가지 병을 피료하기 위하여, 양가죽이나 특별한 동물가죽으로 구두를 만들어 신는다고 한다. 더 많은 사료가 많지 않지만, 현대 의학적으로 치료가 불가능한 근육병, 루게릭병, 교통사고 후유증에 응용해 볼만한 충분한 가치가 있다.

7. 매도 캉 그라(Metok-Gang-Lha)

티베트의학의 역사는 2천여 년을 자랑한다. 히말라야 산맥을 중심으로 광활한 지역에 분포해 있었던 농목민의 생활환경에서 잉태된 특수성을 가지고 있다. 7~8세기 제국의 번영과 더불어 아랍의학, 중국의학, 인도, 네팔 의학을 선택적으로 흡수하고, 여기에 불교적인 철학관이 결합되면서 더 큰 발전을 이루게 된다. 한의학의 사상체질, 서양의학의 ABO 혈액형처럼 티베트의학에서는 룽, 치이바, 빼겐 등의 3유형으로 유형분류를 한다. 이 유형분류를 토대로 쓰아라는 진맥법을 통하여 과거의 업(業, 카르마)까지 판별을 하고, 4000~5000m의 고원에서 자생하는 생약들을 주재로 하여 질병을 치료한다.

특히, 메도 캉그 라(Metok-Gang-Lha)라는 생약과 가와-16(Gawa-16)이라는 복합처방이 난치성 질환에 효과를 낸다. 메도 캉 그라는 국화과에 속하는 고산식물로 "설하화(雪荷花), 눈의 神"이라고 부르며 불로장생약으로 각광받고 있다. 가와-16(Gawa- 16)은 수은, 철, 구리 등이 주성분으로 에이즈, 암, 기타 난치질환에 효과를 나타낸다. 그러나 티베트의학은 1959년 중국의 티베트 점령으로 그 고유성이 파괴되고 퇴화되는 위기를 맞고 있다. 다행히도 북인도 망명정부의 상징성으로 인하여 그 생명력을 유지하고 있는 실정이다. 다만, 인도와 네팔등지에 세워진 병원들에서 암, 에이즈, 퇴행성 뇌질환에 이를 접목하여 좋은 성과를 보고 있어 이에 대한 연구가 필요하다.

파킨슨병 종언

파킨슨병 완치로 가는 길

지금까지 저자는 서론에서 파킨슨병에 대한 개론적 설명을, 1장에서는 파킨슨병의 시작 증상과 원인에 대하여 살펴보았고, 2장에서는 현재의 일반적 치료법에 대하여 알아보았다. 이어서, 3장에서는 환자분들이 가장 불편해하는 증상 하나 하나에 대한 치료법, 약물대체 방안, 대응방안에 대하여 알기 쉽게 서술하였으며, 4장·5장에서 각각 일상생활의 중요성, 개인 맞춤형 치료법을 제시하였다.

흔히 파킨슨병은 진행되는 '비가역적 만성 퇴행성 뇌 신경질환'이라는 장황한 꼬리표를 달고 있다. 현재 상태보다 앞으로 더 진행이 되고 좋아지지 않으며, 치료가 한정 없는 뇌신경계질환이라는 의미로 해석된다. 실제로, 초진부터 치료과정에 대한 영상검사, 약물기록, 증상의 변화에 대한 완벽하게 형식을 갖춘 완치 논문이나 보고는 어디에도 찾아볼 수 없다. 잠시 눈을 돌려 시한부 판정을 받은 어느 암 환자의 사연을 보자. "발병한지 어느새 16년이 다 되었지만, 요즘 나는 암이 걸리기 전보다 더 싱그러운 노년을 보내고 있다. 이는 건강의 소중함을 알면서 더욱 내 스스로를 아끼고 사랑하기 때문일 게다." 간암 말기, 6개월 시한부 판정을 받았던 안광*님의 수기다. 10cm 말기 간암의 안광*님도, 전희*님도 현대의학으로는 불가능한 '완치'를 이루어낸 것이다(출처: 암을 고친 사람들, BRM연수서 지음). 파킨슨병도 암과 유사한 점이 있다. 바로 정확한 원인이 밝혀지지 않았다는 것이다. 원인이 불명하기 때문에 명확한 치료법이 없으며 완치가 어려운 것이다. 파킨슨병도 명확한 원인을 찾지 못하고 있다. 다행스러운 것은 증상이 조절될 수 있는 L-DOPA가 있다는 점이다. 그러나 끊임없이 반복되는 약물복용, 증량, 부작용으로 인한 불편함 등이 환자들을 힘들게 한다. 하지만, 정작 환자들을 더 힘들게 하는 것은 '완치 가능성'이 없다는 것이다.

파킨슨병과 같이 다양한 인자들이 발병기전에 작용하는 경우에는, 모든 환자들을 위한 해법보다 개개인에 가장 적합한 맞춤형 치료법을 찾고 시도해 보아야 한다. 2015년 PLOS ONE에 게재된 논문을 보자. 2314명의 파킨슨환자에 대한 메타분석에 의하면, 양약만 복용한 군과 한약과 양약을 병행한 군의 비교에서 한약과 양약을 병행한 그룹이 양약(L-DOPA)만 복용한 그룹에 비해 통계적으로 유의미하게, 종합적인 치료효과가 우수하며 [UPRRS(통합파킨슨병척도) 6.18감소] 양약으로 인한 부작용을 의미 있게 개선하는 효과가 있다는 결과를 보여주고 있다.(출처: PLOS ONE/DOI:10.1371/journal.pone.0118498 March 10. 2015)

그림 1 한약을 병행 치료한 그룹과 양약만 복용한 그룹의 메타분석

(Effectiveness of traditional c.m as an adjunct for pd:A systematic Review and metaanalysisPLOS ONE/ DOL:10.1317/journal.pone.0118498 March 10. 2015)

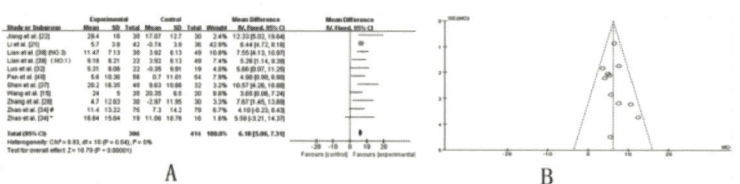

Fig 6. TCM plus western drugs VS. western therapy alone: UPDRS I-IV total score. (A) Forest plot of comparison. NO.1: Pabing Recipe I; NO.3: Pabing Recipe III; *: H&Y stages 4 with Madopar-taking history; #: H&Y stages 1–3 with Madopar-taking history. (B) Funnel plot of comparison.

doi:10.1371/journal.pone.0118498.g006

파킨슨병 종언
파킨슨병 완치로 가는 길

또한 2014년 BMC Complementary&Alternative Medicine 에서는 중장기 복용의 문제점인 이상운동증에 있어서도 양약만 복용한 그룹보다 "천마"라는 한약을 복용한 그룹이 매우 효과적임을 보고하고 있다.(출처: BMC Complementary& Alternative Medicine 2014.14:107).

그림 2 한약의 이상운동 감소효과

Doo et al. BMC Complementary and Alternative Medicine 2014, 14:107
http://www.biomedcentral.com/1472-6882/14/107

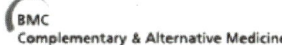
Complementary & Alternative Medicine

RESEARCH ARTICLE Open Access

Gastrodia elata Blume alleviates L-DOPA-induced dyskinesia by normalizing FosB and ERK activation in a 6-OHDA-lesioned Parkinson's disease mouse model

Ah-Reum Doo[1†], Seung-Nam Kim[1†], Dae-Hyun Hahm[1], Hye Hyun Yoo[2], Ji-Yeun Park[1], Hyejung Lee[1], Songhee Jeon[3], Jongpil Kim[3], Seong-Uk Park[4,5*] and Hi-Joon Park[1*]

Abstract

Background: Gastrodia elata Blume (GEB), commonly used medicinal herb, has been reported as a promising candidate for neurodegenerative diseases such as Parkinson's disease. The dopamine precursor, L-3,4-dihydroxyphenylalanine (L-DOPA), is the gold-standard drug for Parkinson's disease, but long-term treatment results in the L-dopa-induced dyskinesia (LID). This study was undertaken to examine the beneficial effects of GEB on L-DOPA induced dyskinesia in 6-hydroxydopamine (6-OHDA)-induced experimental Parkinsonism.

Methods: We tested the effects of GEB on LID in 6-hydroxydopamine hydrochloride-hemiparkinsonian mice. To analyze the dyskinetic anomalies, we measured abnormal involuntary movement (AIM). Immunohistological analyses of pERK and FosB expressions in the striatum are performed to explore the mechanism of GEB on LID.

Results: The finding of this study demonstrated that GEB (200, 400 and 800 mg/kg) alleviated L-dopa induced AIMs in a dose-dependent manner. In each integrative AIM subtype analysis, we also found that the GEB (400 and 800 mg/kg) treatment decreased L-DOPA-induced axial, limb, orolingual, and locomotive AIMs compared to the LID group. In addition, GEB normalized the abnormal LID-induced increase of pERK1/2 and FosB, the immediate early genes of LID in the striatum.

Conclusions: In conclusion, our results provide a novel insight into the pharmacological actions of GEB that could have a benefit for PD patients through the reduction of LID.

Keywords: Gastrodia elata blum, Parkinson's disease, Levodopa-induced dyskinesia, ERK1/2, FosB

그림 3

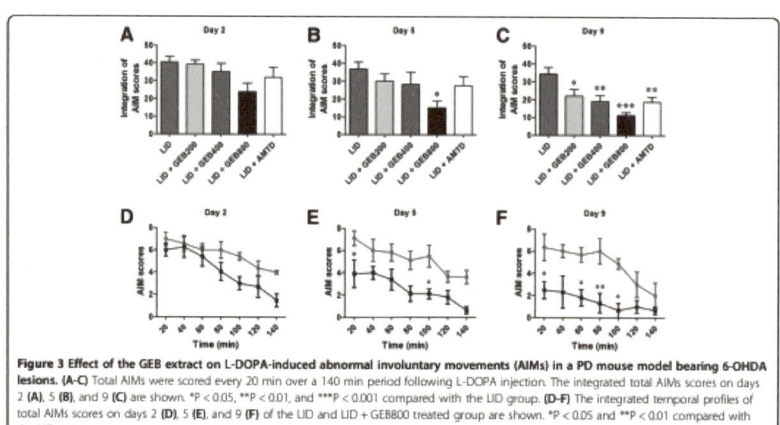

Figure 3 Effect of the GEB extract on L-DOPA-induced abnormal involuntary movements (AIMs) in a PD mouse model bearing 6-OHDA lesions. (A-C) Total AIMs were scored every 20 min over a 140 min period following L-DOPA injection. The integrated total AIMs scores on days 2 (A), 5 (B), and 9 (C) are shown. *$P < 0.05$, **$P < 0.01$, and ***$P < 0.001$ compared with the LID group. (D-F) The integrated temporal profiles of total AIMs scores on days 2 (D), 5 (E), and 9 (F) of the LID and LID + GEB800 treated group are shown. *$P < 0.05$ and **$P < 0.01$ compared with the LID group.

    최근 파킨슨병 완치 판정을 받은 박미*(여/45/대전S병원 파킨슨병진단, 완치사례1)의 사례를 보도록 하자. 그녀는 국내외에서 활발한 활동을 하고 있었다. 2017년 4월까지 이탈리아 밀라노에서 생활하였다. 그러던 도중 명상 센터를 리모델링 하게 되면서 발병이 시작되었다. 생활하는 공간에서 거주와 공사를 병행한다는 것이 얼마나 괴로운지는 경험해 본 사람이라면 잘 알 것이다. 공사가 마무리 되고 나서 양쪽 손 떨림, 머리 떨림, 양측 사지 무력감, 피로감, 균형장애, 어눌한 말, 빈뇨, 요실금, 우울증, 침흘림, 사래걸림 등의 11가지 증상으로 고생하게 되었다. 국내로 귀국하여 치료처를 모색하던 중, 대전의 S병원에서 파킨슨병 진단을 받게 되고 퍼킨과 미라팩스를 하루에 2~3번씩 복용하게 된다. 그렇지만 가족중 파킨슨병의 병력을 가진 분이 있었고, 그 분이 약물치료로 훌륭한 결과를 얻지 못한 상황을 알고 있었다. 좀 더 근본적인 치료법을 알아보던 중 본원에 내원하게 되었다. 양약은 최초 1주일 복용하다 중단한 상태였으며 복용당시 매스꺼움, 무력감 등의 부작용으로 다시 복용을 원하지 않아 본원의 파킨슨병치유 한약(헤파드)만 복용하기로 하였다. 2017년 6월 내원 당시 UPDRS는 23점이었으며, 헤파드는 2회 복용하면서 치료를 시작하였다. 그런데, 이 환자분에게는 원인에 대한 약간의 특별함이 있었다. 어려서 부모와 일찍 헤어져 삶을 살면서 마음 깊은 곳에 외로움, 방치됨에 대한 상처가 자리 잡고 있음을 알게 되었다. 그래서 이 환자분에게 내린 치료법은 본인이 지도하고 있는 '명상'이라는 처방이었다. 물론 헤파드 복용, 걷기, 양릉천 정혈, 현미식 등이 같이 처방되었다. 병의 원인이 마음속의 찌꺼기인데, 이를 제거하지 않고 단지 약과 침치료만 한다고 치료가 되겠는가? 흔한 대증치료와 다를 바가

▶ 완치사례 1 　　　　　　　　　　　　　　　박○○ / 45세 / 여

- 2017년 5월 파킨슨병 진단 – S병원
- 2017년 6월 28일 영진한의원 내원
- 2018년 4월 완치 (10개월 후)

초진시 양약 처방
Perkin Tab 25–250 mg 1T
3회 (아침, 점심, 저녁)
Mirapex 0.25 mg 1T 2회 (아침, 저녁)

	2017. 6	2017. 7	2017. 8	2018. 12	2018. 4
Perkin Tab25–250 mg Mirapex 0.25 mg	1일 2회–3회	×	×	×	×
해파드 한약	1일 2회	1일 2회	1일 1–0회	1일 0회–1회	1일 0회–1회
UPDRS	23	14	4	2	1

2017. 6
1. 머리 떨림
2. 양쪽 목, 어깨 경직
3. 양쪽 손 떨림
4. 피로감
5. 균형장애
6. 말이 어눌함
7. 요실금
8. 빈뇨
9. 우울증
10. 침 흘림
11. 사래 걸림

→

2018. 4
1. 머리 떨림 약간
2. 양쪽 목, 어깨 경직 호전
3. 양쪽 손 떨림 호전
4. 피로감 호전
5. 균형장애 호전
6. 말이 어눌함 호전
7. 요실금 호전
8. 빈뇨 호전
9. 우울증 호전
10. 침 흘림 호전
11. 사래 걸림 호전

없는 것이다. 환자와 의료진의 혼연일체가 기적을 만든다. 차츰 시간이 흐를수록 이 분의 증상은 호전되어 가면서 UPDRS도 23 → 14 → 4 → 1 → 0으로 줄어들게 되었다. 현재, 이 분은 양약은 이전처럼 복용하지 않는다. 헤파드도 2일 1회로 아주 극소량만 복용하면서 발병이전의 건강한 상태로 유지되고 있다. 명상과 한의학적 치료가 이분에게 가장 적합한 맞춤형 치료였던 것이다.

이제 조금 연세가 있는 문길*님(여/71/W병원 파킨슨병 진단, 완치사례2)의 사

▶ **완치사례 2**　　　　　　　　　　　　　　　　　　　　　문○○ / 71세 / 여

- 2015년 9월 20일 파킨슨병 진단 – W병원
- 2015년 9월 21일 영진한의원 내원
- 2016년 9월 완치 (1년 후)

초진시 양약 처방
Mirapex Tab. 0.5mg 1T
2회(아침, 저녁)
Azilect Tab 1mg 1T 1회 (아침)

	2015. 9	2015. 11	2015. 12	2016. 2	2016. 3	2016. 9
Mirapex Tab. 0.5mg	1일 2회	1일 1회	복용중지	X	X	X
Azilect Tab 1mg	1일 1회	1일 1회	1일 1회	1일 0-1회	1일 0-1회	1일 0-1회
헤파드 한약	1일 2회	1일 2회	1일 2회	2회	1회	0회-1회
UPDRS	6	4.5	4.5	4.5	0	0

2015. 9.
1. 오른쪽 손가락 떨림
2. 오른쪽 다리 떨림
3. 혀가 붓는 느낌
4. 보행시 양쪽다리 통증

→

2016. 9.
1. 오른쪽 손가락 떨림 호전
2. 오른쪽 다리 떨림 호전
3. 혀가 붓는 느낌 호전
4. 보행시 다리 통증 호전

완치
- 초진 시 1일 2회 양약 복용 → 8개월 치료 후 양약 복용하지 않음
- 1일 0-1회 헤파드(Hepad) 한약 복용으로 관리
- 6개월에 한 번씩 내원

파킨슨병 종언
파킨슨병 완치로 가는 길

레이다. 이 분은 2015년 9월에 서울 W병원에서 파킨슨병을 진단받게 된다. 맑은 물과 공기가 중요하다 판단 한 남편의 권유로 하동의 시골마을로 내려오면서 지인의 소개로 본원에 내원하게 되었다. 2015년 9월 초진 시, 이 분의 증상은 우측 다리 떨림, 우측 손 떨림, 보행 시 양쪽다리 경직 및 통증, 혀의 이상감각을 나타내고 있었다. 미라펙스(Mirapex) 0.5mg 1일 2회, 아질렉트(Azilect)1mg 1일 1회 복용 중이었으며, 특이하게 갑작스러운 혼돈감, 어지럼증이 또 다른 불편사항이었다. 이 분에게 이 병의 뿌리는 무엇일까? 병의 근원은 UPDRS에서 나오지 않는다.

의료진이 관련된 동기를 물어보지 않으면, 답은 나오지 않는다. 환자분은 종가집 며느리이다. 마동석 주연의 '브라더'라는 경북 안동배경의 영화와 유사한 상황을 떠올려 보자. 영화 대사 중 "죽은 사람 모시려다 산 사람 죽는다."라는 종가집 며느리의 푸념이 떠오른다. 이 환자분의 병뿌리는 제사에 대한 부담감이었다. 탁 트인 시골길을 남편과 함께 걷는 것이 이 분에게는 최고의 치료제인 것이다. 헤파드(Hepad) 처방과 활보장이라는 이색처방을 드렸다. 활보장이란 팔다리를 크게 흔들면서 걷는 걷기운동의 한 형태다. 증상의 호전과 더불어 표(완치사례 2)와 같이 미라펙스는 치료 후 2개월 후 중단하였으며, 아질렉트는 치료 시작 후 약 1년 후, 필요시에만 복용하는 0~1회로 줄일 수 있게 되었다. UPDRS도 치료와 더불어 6 → 4.5 → 4.5 → 4.5 → 0으로 줄어들어 2018.5월 현재 거의 증상이 없으면서 6개월에 1번씩 점검 차 내원하고 있다. 물론 증상은 거의 나타나지 않으며, 지금도 걷기와 더불어 현미식, 양릉천 정혈요법 등을 지극히 하고 있다.

8년 전에 완치 판정을 받은 70대의 박완*님(여/70/부산 S병원 파킨슨병 진단, 완치사례 3)의 사례를 살펴보자. 2009년 7월 진단 후 1개월 만에 본원에 내원한 환자분이다. 치료를 해 보고 한계 초기에 오시는 환자보다 서양의학적 치료를 해 보고, 한계를 느껴 내원하거나, 부작용 때문에 내원하는 환자분이 대부분이었는데, 진단 후 바로 내원한 특이한 케이스였다. 멀리 경주에서 아들, 며느리, 남편 그리고

▶ 완치사례 3　　　　　　　　　　　　　　　　　　　박○○ / 70세 / 여

- 2009년 7월 파킨슨병 진단 – 부산 S병원
- 2009년 8월 영진한의원 내원
- 2010년 7월 완치 (11개월 후)

초진시 양약 처방
Benztropine Tab 1mg 0.5T 3회 (아침 점심 저녁)
Requip Tab. 0.25mg 2T 3회 (아침 점심 저녁)

	2009. 7	2009. 1	2010. 3	2010. 4	2010. 7	현재
Benztropine Tab 1mg 1T	3회	2회	1회	X	X	X
Requip Tab. 0.25mg 2T	3회	2회	1회	X	X	X
헤파드 한약	3회	3회	3회	3회	1-2회	0-1회
UPDRS	8	8	5	5	5	2

2009. 7
1. 양손 저림
2. 어깨와 등의 통증
3. 오른쪽 다리 떨림
4. 왼쪽 팔 떨림과 무력감
5. 발에 쥐나는 증상

→

2010. 7
1. 양손 저림 호전
2. 어깨와 등의 통증 호전
3. 오른쪽 다리 떨림 호전
4. 왼쪽 떨림과 무력감 호전
5. 발에 쥐나는 증상 호전

완치
- 고령임에도 불구하고 근사완치후에도 큰 불편함 없이 일상생활 가능
- 현재 6개월에 한번 영진한의원 내원하여 증상 체크 및 관리
  (3개월은 헤파드 한약 복용, 나머지 3개월은 한약 복용하지 않음)

환자분 본인 이렇게 네 분의 대 가족이 같이 오셨다. 저자는 온 가족들이 같이 내원하는 분들을 더 반가워하는 편이다. 그 첫 번째 이유는, 가족들의 유대감과 관심이 있다는 의미이고, 두 번째는 초진 시 파킨슨병의 원인, 예후, 서양 의학적 치료, 한의학적 치료, 주의사항, 이겨낼 수 있는 방법 등, 이 병에 대한 가족들의 이해도 같

아지게 되어 치료에 도움이 되기 때문이다.

우측 다리 떨림, 손의 무력감과 떨림, 어깨의 경직과 통증, 발의 경련과 쥐내림 등의 증상으로 불편해 하고 있었으며, 초기의 전형적 파킨슨병 1기 상태였다. 순천과 경주라는 거리는 물리적으로 상당한 거리지만, 가족들의 어머니에 대한 정성은 매우 지극한 편이었다. 매월 한 차례씩 정성어린 치료가 이루어졌다. 증상의 호전과 더불어 자연스럽게 감량이 이루어져, 내원 초 복용하던 벤즈트로핀(Benztropine)과 리큅(Requip)도 치료 후 8개월에 거의 복용하지 않게 되었고, 헤파드도 3회에서 0-1회만 복용하게 되었다. UPDRS도 8 → 5 → 2로 저하되어 안정적 상태를 현재까지 유지하고 있으며 일반인과 거의 동일한 삶의 질을 유지 하고 있다. 그런데, 이 환자분의 치료에 가장 적극적인 관심을 보인 분은 의외로 아드님보다 며느님이었다. 진료횟수가 지속됨에 따라 이 분의 병 뿌리가 며느님과 유관하게 되었음을 알게 되었다. 고부간의 불편함이 원인이었는데 질병치료 과정에서 병뿌리가 해결되었던 것이다. 불임이었던 부부가 득남하면서 조금 더 치료에 긍정적으로 작용하게 되었다.

환자, 보호자, 의사의 관계가 밀접할수록, 신뢰감이 두터울수록, 병뿌리를 잘 찾을 수 있고, 어려운 질환도 완치될 수 있다는 실제를 보여주는 것이다.

이 외에도, 진단초기부터 양약을 복용하지 않으면서 헤파드만 복용을 하다 완치가 된 48세의 이미*님 사례(근사완치사례 1), UPDRS 15.5에서 0~2를 유지하고 있는 64세의 변**(근사완치사례 2), 은퇴한 후에도 파킨슨병 얻기 전보다 더 활동적인 삶을 살고 있는 64세의 백**님(근사완치사례 3), 1년6개월 동안 멀리 섬에서 순천까지 왕래하여 시네메트를 3회에서 0회로 줄이면서 더욱 건강해진 70세의 천정*님(근사완치사례 4), 대구의 65세 이**님(근사완치사례 5), 인천의 75세 최**님(근사완치사례 6), 순천의 46세 조**님(근사완치사례 7) 등의 드라마 같은 사례들이 있다.

▶ 근사 완치사례 1　　　　　　　　　　　　　　　이○○ / 48세 / 여

· 2014년 8월 파킨슨병 진단 – 순천 S병원
· 2014년 8월 영진한의원 내원

> **초진시 양약 처방**
> Madopar Tab. 125mg 1T 3회
> 처방 받았으나 복용하지 않음

	2014. 8	2014. 12	2015. 3	2015. 11	현재
Madopar Tab. 125mg 1T 3회	X	X	X	X	X
헤파드 한약	2회	1회	1회	1회	0–1회

2014. 8
1. 왼손 떨림
2. 균형장애
3. 다리 무력감
4. 우울증

→

2015. 11
1. 왼손 떨림 호전
2. 균형장애 호전
3. 다리 무력감 호전
4. 우울증 호전

파킨슨병 종언
파킨슨병 완치로 가는 길

▶ 근사 완치사례 2   변○○ / 64세 / 남

· 2014년 3월 파킨슨병 진단 – S병원

· 2014년 3월 영진한의원 내원

초진시 양약 처방
Requip PD Tab. 4mg 1T
2회 (아침, 저녁)

	2014. 3	2014. 6	2015. 1	2015. 5 – 현재
Requip PD Tab. 4mg 1T	2회	1회	1회	0–1회
헤파드 한약	2회	2회	2회	1회
UPDRS	15.5	7	3	0–2

2014. 3
1. 양쪽 어깨 뻣뻣함
2. 손 저림
3. 팔 통증
4. 양다리 위축 통증
5. 양쪽 다리 무력감
6. 보행이 자연스럽지 못함
7. 피로감

→

2015. 5
1. 양쪽 어깨 통증 호전
2. 손 저림 호전
3. 팔 통증 호전
4. 양다리 위축 통증 호전
5. 양쪽 다리 무력감 호전
6. 보행이 자연스러워짐
7. 피로감 호전

▶ 근사 완치사례 3

백○○ / 64세 / 남

· 2015년 9월 파킨슨병 진단
· 2015년 11월 10일 영진한의원 내원
· 2016년 12월 근사완치 (1년 1개월 후)

초진시 양약 처방
Madopar Tab. 125mg 1T 3회
(아침, 점심, 저녁)
Requip 1mg (아침 점심, 저녁)

	2015. 11	2016. 1	2016. 3	2016. 6	2016. 12	현재
Madopar Tab. 125mg 1T	2~3회	입원	2~3회	2~3회	2~3회	2~3회
Requip 1mg 1T			2~3회	2~3회	2~3회	2~3회
헤파드 한약	2회	복용 중지	2회	2회	2회	2회
UPDRS	19	24	9	9	1	0.5

2015. 11.
1. 오른쪽 다리 끌림
2. 오른쪽 손 떨림
3. 눈 떨림
4. 자세 구부림
5. 신발신기 불편
6. 말 어눌함
7. 서동증

→

2016. 12.
1. 오른쪽 다리 끌림 호전
2. 오른쪽 손 떨림 호전
3. 눈 떨림 호전
4. 자세 구부림 호전
5. 신발신기 편해짐
6. 발음 좋아짐

파킨슨병 종언
파킨슨병 완치로 가는 길

▶ 근사 완치사례 4   천○○ / 70세 / 여

· 2016년 6월 파킨슨병 진단
· 2016년 9월 3일 영진한의원 내원

초진시 양약 처방
2016. 9
Madopar Tab 125mg1T (아침 점심 저녁)
Ganakhan Tab. 50mg 1T (아침 점심 저녁)

2016. 10
Sinemet-CR Tab 100mg 3회 (아침 점심 저녁)
Magnes Tab 1T 1회 (취침 전)

	2016. 9	2017. 1	2017. 3	2017. 6	2018. 1	현재
Madopar Tab 125mg1T	1일 2회	x	x	x	x	X
Sinemet-CR Tab 100mg 1T	x	1일 3회	1일 2회	1일 2회	2일 1회	2일 1회
헤파드 한약	1일 2회	1일 2회	1일 2회	1일 2회	1일 1회	1일 1회
UPDRS	6	6	1	1	1	1

2016. 9
1. 오른쪽 손가락 떨림
2. 오른쪽 다리 떨림
3. 종종걸음
4. 다리 근육 경직
5. 두통
6. 어지러움
7. 서동증

→

2018. 1
1. 오른쪽 손가락 떨림 호전
2. 오른쪽 다리 떨림 호전
3. 종종걸음 호전
4. 다리 근육 경직 호전
5. 두통 호전
6. 어지러움 호전
7. 서동증

▶ 근사 완치사례 5   이○○ / 65세 / 여

· 2008년 9월 파킨슨병 진단 – 대구 신경내과 진단
· 2009년 1월 영진한의원 내원

초진시 양약 처방
Requip PD Tab. 2mg1T 1회 (아침)
Promet Tab 250/25mg 1T (아침, 점심, 저녁)
7일정도 복용 후 중단

	2009. 1	2009. 11	2010. 4	2010. 9	2010. 11	현재
Requip PD Tab. 2mg1T	1일 1회	1일 1회	복용중지	x	x	
Promet Tab 250/25mg 1T	1일 3회	복용중지	x	x	x	x
헤파드 한약	1일 3회	1일 3회	1일 3회	1일 2회	1일 1회	1일 0회

2009. 1
1. 오른쪽 손 떨림
2. 오른쪽 팔 무력
3. 오른쪽 어깨 경직
4. 서동증
5. 변비
6. 입 마름
7. 우울감

→

2010. 11
1. 오른쪽 팔 무력 호전
2. 오른쪽 어깨 경직 호전
3. 서동증 호전
4. 변비 호전
5. 입 마름 호전
6. 우울감 호전

파킨슨병 종언
파킨슨병 완치로 가는 길

▶ **근사 완치사례 6**　　　　　　　　　　　　　　　　최○○ / 75세 / 여

· 2007년 10월 파킨슨병 진단 – 서울 K의료원
· 2008년 9월 영진한의원 내원

초진시 양약 처방
Madopar Tab 125mg 2.5 T
3회 (아침, 점심, 저녁)

	2008. 9	2008. 12	2009. 5	2009. 6	2009. 8	현재
Madopar Tab 125mg 2.5 T	1일 3회	1일 2회	1일 1회	1일 0-1회	X	X
헤파드 한약	1일 3회	1일 3회	1일 3회	1일 3회	1일 2회	0회

2008. 9
1. 양손 떨림
2. 왼쪽 다리 떨림 무력
3. 자율신경장애 – 냉증
4. 서동증
5. 종종걸음
6. 두통 현증

→

2009. 8
1. 양손 떨림 호전
2. 왼쪽 다리 떨림 무력 호전
3. 자율신경장애 – 냉증 호전
4. 서동증 호전
5. 종종걸음 호전
6. 두통 현증 호전

▶ 근사 완치사례 7   조○○ / 46세 / 여

· 2007년 8월 파킨슨병 진단 – S병원

· 2007년 8월 29일 영진한의원 내원

**초진시 양약 처방
복용 안함**

	2007. 8	2008. 1	2008. 5	2008. 11	2009. 5
양약	X	X	X	X	X
헤파드 한약	1일 2회	1일 2회	1일 1-0회	0회-1회	0회-1회

2007. 8
1. 머리 떨림
2. 오른쪽 목, 어깨 경직
3. 오른쪽 목, 어깨 통증
4. 내부진전
5. 왼쪽 손 무력감
6. 왼쪽 다리 냉증

→

2008. 11
1. 머리 떨림 호전
2. 오른쪽 목, 어깨 경직 호전
3. 오른쪽 목, 어깨 통증 호전
4. 내부진전 호전
5. 왼쪽 손 무력감 호전
6. 왼쪽 다리 냉증 호전

*파킨슨병!
비록, 난치병으로 알려져 있지만, 환자와 가족,
의료진의 정성이 모아진다면 '완치라는 희망'을 가져볼 수 있지 않겠는가?*

용어해설

파킨슨병 Parkinson's disease
파킨슨병은 대표적인 신경퇴행성 질환 중의 하나이다. 신경퇴행성 질환이란 신경 세포들이 어떤 원인에 의해 소멸한다. 이로 인해 뇌 기능의 이상을 일으키는 질병을 지칭하는 말이다.

흑질 Substance nigra
중뇌피개(中腦被蓋)와 대뇌각(大腦脚) 사이를 차지한다. 포유류중 사람에게서 가장 발달한다. 복측의 치밀부와 배측의 망양체부로 구별된다. 치밀부에는 멜라닌 색소 과립이 없는 산재성의 소형세포와 수초(髓鞘)가 부족한 섬유군으로 되어 있고 육안으로 약간 붉게 보인다. 선조체, 담창구(淡蒼球)에서 섬유가 나오고 이들 핵에 섬유를 형성한다. 근의 긴장에 관여한다.

신경전달물질 Neurotransmitter
뇌를 비롯하여 체내의 신경 세포에서 방출되어 인접해 있는 신경세포 등에 정보를 전달하는 일련의 물질을 일컫는 용어이다.

레보도파, L-디히드록시페닐알라닌 Levodopa, L-dihydroxyphenylalanine
도파민의 활성형 전구물질로, 파킨슨병(Parkinson's disease)의 치료제이다.

도파민 Dopamine
신경전달물질의 하나로 노르에피네프린과 에피네프린 합성체의 전구물질이다. 동식물에 존재하는 아미노산의 하나이며 뇌신경 세포의 흥분 전달 역할을 한다.

아세틸콜린 Acetylcholine
수많은 신경계 또는 시냅스와 골격근의 운동신경 종판에서 충격을 전달하는 물질이다. 그 외에도 아세틸콜린은 혈관확장제로서 사용되며, 심혈관계 뿐 아니라 위장관계, 비뇨계, 호흡계 등 많은 신체기관에 작용한다. 부교감신경의 신경충격을 전달받는 모든 샘들도 아세틸콜린에 의해 분비작용이 촉진된다. 아세틸콜린은 또한 기억력과 학습활동에 있어서도 중요한 역할을 하며, 뇌에 아세틸콜린이 정상인보다 적게 공급되면 알츠하이머병에 걸린다. 아세틸콜린은 1914년경에 최초로 분리되었으며, 이것의 기능적인 중요성은 1921년경 독일의 생리학자 오토 뢰비에 의해 밝혀졌다.

항콜린제 Anticholinergic
신경 전달 물질인 아세틸콜린과 반대 작용 또는 콜린효능을 차단하는 약물로, 흡입하면 평상 활동의 장애와 배뇨, 변비, 정신적, 심리적 활동, 이완, 두통, 현기증, 졸림, 체온 상승 등 증상이 일어나는 무능화 작용제의 일종. 인체 제독은 비눗물로, 눈은 깨끗한 물을 사용하여 씻고, 피복과 개인 장비는 흔들거나 솔질하고, 상황이 허락하면 철저히 씻어낸다. 분해 온도는 약170℃이며, 1~2시간 후 200℃에서 완전 분해된다. 저장 시 대부분의 물질에서 안정하며, 금속 및 기타 다른 물질에 대한 작용으로는 철 및 스테인레스는 71℃에서 3개월이 지나면 알루미늄과 도금 알루미늄이 약간 부식된다.

도파민 수용체 Dopamin receptor
도파민과 특이적으로 결합하여 세포내에 생리적 변화를 가져오는 세포막상의 수용체

루이소체 Lewy body
파킨슨병(PD), 루이소체 치매, 그외 여러 장애환자들의 신경세포 내에서 발달하는 비정상적인 단백질 집합체이다.

용어해설

알파-시뉴클레인 Alpha-Synuclein
파킨슨병을 일으키는 신경세포 내에서 발달하는 비정상적인 단백질

자기공명영상검사 MRI Magnetic Reasonance Imaging
자기장을 발생시키는 기계가 고주파를 발생시켜 인체에 보내면, 인체 내의 수소원자핵의 반응으로 발생되는 신호를 컴퓨터로 계산하여, 인체의 모든 부분을 영상화하는 검사 방법.
자기공명영상은 고주파를 이용하는 검사이므로 인체에 사실상 해가 없는 비침습적 검사로 조영제를 사용하지 않아도 전산화단층촬영검사보다 조직 간의 대조도가 우수하다. 특히 신경, 근육 등 연부조직에 대한 대조도가 높아 진단적 가치가 우수한 검사이다.

양전자방출단층촬영 PET-CT
Positron Emission Tomography – Computerized Tomography

양전자 방출 단층 영상이란, 양전자 방출 방사성 의약품을 환자에게 투여한 후 양전자 방출 단층 촬영 기기(PET)를 이용하여 영상화하는 것이다. PET영상에 CT영상을 추가 촬영하여 두 영상을 정합하면, 보다 선명하게 해부학적 구조물을 확인할 수 있는데 이를 PET/CT라고 한다. 현재 국내 대부분의 PET는 PET/CT이다.
우리 몸속의 대사에 관여하는 기본 물질에 양전자를 방출하는 동위원소를 표지하여 인체에 투여함으로써 인체 내 조직의 생화학적 대사를 영상화 하는 검사. 파킨슨병 진단에 이용.

빈뇨 Urinary frequency
배뇨 횟수가 비정상적으로 증가한 상태

뇌심부 자극수술 Deep brain stimulation

뇌심부 자극수술은 전극을 뇌 안에 이식한 후 목표 부위에 적절한 전기 자극을 전달하고, 전극의 다른 쪽 끝을 가슴 근육 아래에 심어놓은 자극발생기에 연결한다. 자극발생기는 고주파로 뇌심부핵을 자극하고 여러 가지 신경섬유들이 활성화되어 증상을 완화된다.

명상 Meditation

마음의 고통에서 벗어나 이를 초월하고 이 상태를 생활에서 실천하는 것.
고대부터 전세계적으로 여러 상황에서 시행되어왔다. 은둔 신비주의자의 경우처럼 순수하게 정적주의적인 목적이 될 수도 있고, 수도원의 경우처럼 정신이나 육체를 회복하고 일상생활을 풍요롭게 해주는 데 도움이 될 수도 있다. 의학 및 심리학 연구에 따르면 명상요법은 치료에 임하기 전에 맥박과 호흡을 조절하는 데 효과가 있으며, 편두통·고혈압·혈우병 등의 증상을 억제하는 데 효과가 있음이 입증되었다.

[증상에 관한 용어]

떨림 Tremor
떨림은 작용근(agonist)과 길항근(antagonist)이 교대로 혹은 동시에 수축하여 유발되는 신체 부위의 규칙적인 진동성 불수의 운동이다.

서동증 Bradykinesia
무의식적인 동작이 적어지고 느려짐. 발을 끌고 보폭이 좁아짐.

경직 Spasticity
경직은 신장 반사의 과흥분으로 인한 근육 신장(늘림) 속도에 비례하여 증가하는 근육 긴장을 뜻한다. 여기서 신장 반사란 골격근을 지속적으로 신장할 때 그 신장에 저항하듯 신장된 근육에 반사적으로 수축이 일어나 긴장이 고조되는 현상을 말한다.

자율신경장애 Autonomic disturbance
교감신경 및 부교감신경의 이상으로 자율신경계 반응의 반사 조절에 장애가 나타나는 증세

연하장애 Dysphagia
무언가를 삼키기가 어려워지는 증상. 원인에 따라 뇌 또는 신경 장애로 인한 중추성과 식도 자체의 장애로 인한 말초성으로 나누어진다.

보행동결 Freezing episodes
수 초에서 수 분 동안 어느 위치에서 마루에 아교로 붙인 것처럼 몸이 굳어 버리는 증상. 통상적으로 걷기 시작할 때, 좁은 공간에서 몸을 돌릴 때, 복도를 거닐 때 나타남

약효가 있는 시간 On-time
레보도파의 약효로 파킨슨 증상들이 통제되는 시간

약효가 없는 시간 Off-time
레보도파의 약효가 없는 시간을 말하며 완서증, 뻣뻣함, 떨리는 증상 등등의 파킨슨 증상이 다시 나타는 것

약효소실기 Wearing off
레보도파의 약효가 다음 복용시간까지 유지되지 않거나 복용 후 반응이 늦게 오는 경향

약효반응의 지연 Delayed on
약을 복용 후 위에서 용해되어 혈액을 따라서 두뇌에 도달하여 부족한 도파민을 생성하는 시간

온-오프 현상 On-off phenomenon
약물의 효능이 지속되지 않고 마치 스위치가 켜지고 꺼지는 듯이 일정하지 않은 상황

이상운동증 Dyskinesia
수의 운동을 하는 데 어려움이 있는 증상

지은이 **박 병 준**

1966년생으로 대전대학교 한의학과를 졸업 후
영진한의원 개원.
파킨슨병 없는 세상 만들기를 위해
환자진료, 연구, 봉사, 후학양성 등의
활동을 하고 있다. 매년 파킨슨병 국제학회에 참석,
파킨슨병 치료에 대한 새로운 지견을
발표하고 있으며, 파킨슨병 관련 다수의
국내, 국제 SCI논문을 발표하고 있다.
2016년 "파킨슨질환의 예방과 치료에 기능이 있는
헤파드X2 천연 조성물"로 국내특허, 미국 가출원
등의 공적을 평가 받아 2018년 마르퀴즈 후즈후
세계인물사전에 등재 되었다.
"파킨슨병 없는 세상" 박병준 원장의 꿈이다.

주요저서 외 다수

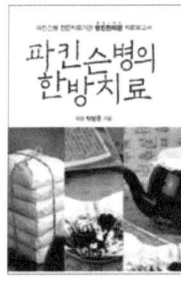

파킨슨병의 한방치료

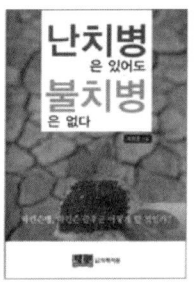

난치병은 있어도
불치병은 없다

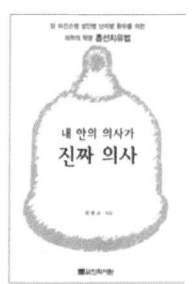

내 안의 의사가
진짜 의사

불편한 증상 대처법 파킨슨병 치료의 최신지견

파킨슨병
완치로 가는 길

2022년 4월 28일 1판 2쇄 발행

저　　　자	박병준
발　행　인	김지연
발　행　처	도서출판 의학서원
등 록 번 호	제 406-00047 호
주　　　소	인천광역시 연수구 송도미래로 30 송도 스마트밸리 지식산업센터 D 동 504 호 Tel 032)816-8070(代) Fax 032)837-5808
홈 페 이 지	www.dhsw.co.kr
정　　　가	15,000 원
I S B N	979-11-6308-004-6 93510

불법복사는 지적재산을 훔치는 범죄행위입니다.

저작권법에 의하여 무단전재와 무단복제를 금합니다.
이를 위반할 시에는 처벌을 받게 됩니다.